拔牙技术精要
Principles of Dentoalveolar Extractions

拔牙技术精要

PRINCIPLES OF DENTOALVEOLAR EXTRACTIONS

（澳）塞思·德尔帕奇特拉（Seth Delpachitra）
（澳）安东·斯克拉沃斯（Anton Sklavos） 主编　　杨孝勤　主译
（澳）瑞奇·库马尔（Ricky Kumar）

北方联合出版传媒（集团）股份有限公司
辽宁科学技术出版社
沈　阳

图文编辑

杨 帆 刘 娜 张 浩 刘玉卿 肖 艳 刘 菲 康 鹤 王静雅 纪凤薇 杨 洋

Title: Principles of Dentoalveolar Extractions
By Seth Delpachitra, Anton Sklavos, Ricky Kumar, ISBN: 9781119596400

图书在版编目（CIP）数据

拔牙技术精要 /（澳）塞思・德尔帕奇特拉（Seth Delpachitra），（澳）安东・斯克拉沃斯（Anton Sklavos），（澳）瑞奇・库马尔（Ricky Kumar）主编；杨孝勤主译. — 沈阳：辽宁科学技术出版社，2023.6

ISBN 978-7-5591-2967-3

Ⅰ. ①拔… Ⅱ. ①塞… ②安… ③瑞… ④杨… Ⅲ. ①拔牙—基本知识 Ⅳ. ①R782.11

中国国家版本馆CIP数据核字（2023）第057565号

出版发行：辽宁科学技术出版社
（地址：沈阳市和平区十一纬路25号 邮编：110003）
印 刷 者：凸版艺彩（东莞）印刷有限公司
经 销 者：各地新华书店
幅面尺寸：170mm × 240mm
印 张：9.25
插 页：4
字 数：190 千字
出版时间：2023 年 6 月第 1 版
印刷时间：2023 年 6 月第 1 次印刷
策划编辑：陈 刚
责任编辑：杨晓宇
封面设计：袁 舒
版式设计：袁 舒
责任校对：李 霞

书 号：ISBN 978-7-5591-2967-3
定 价：59.80 元

投稿热线：024-23280336
邮购热线：024-23280336
E-mail:cyclonechen@126.com
http://www.lnkj.com.cn

译者名单
Translators

主译

杨孝勤

译者（按姓氏笔画排序）

万　荻　马伟群　方　炜　张利芳
姜　玮　郭　婷　彭彦惠

主译简介
Chief Translator

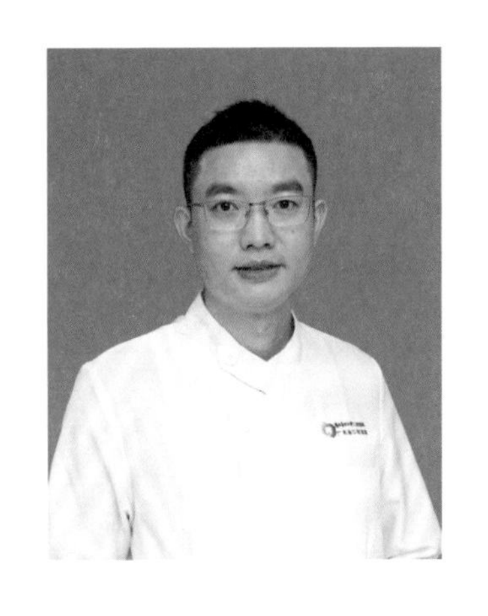

杨孝勤，副主任医师，口腔临床医学博士，毕业于四川大学华西口腔医学院口腔颌面外科。现任南方医科大学口腔医院（广东省口腔医院）番禺院区口腔颌面外科副主任。广东省口腔医学会口腔急诊专业委员会委员，广东省医学美容学会口腔医学会委员，广东省口腔医学会口腔颌面外科专业委员会青年委员。主持广东省医学科研基金项目2项、院级课题1项。获得国家专利2项。发表论文20余篇，其中以第一作者或通讯作者身份发表SCI论文5篇。从事口腔颌面外科临床工作10余年。

序
Foreword

牙齿通过牙周膜附着于牙槽骨。虽然这种独特的连接方式是牙齿萌出、牙槽骨改建和牙齿矫正移动的基础，但其导致的牙源性感染也可能有致命的风险。临床中往往需要拔牙才能控制和避免这些风险。如今，随着医疗器械和放射学技术的发展，拔牙术已经从中世纪的“理发师外科医生”时代发展成现代外科拔牙术时代。

20世纪中期，拔牙占据了牙医临床工作的绝大部分时间，但如今由于更好的牙齿护理和维护，这种情况已经明显减少。因此，牙科课程中与拔牙相关的学时也相应减少了，许多毕业生在拔牙方面的经验少之又少。对于希望有明确指导原则来提高其临床技能的牙科从业者来说，提供一份新的、全面的拔牙技术原则的指南是非常有必要的。

本书按逻辑顺序描述了拔牙术的各个方面。首先，介绍“手术原则”以提醒读者拔牙属于外科范畴。然后，详细阐述了患者评估、知情同意、可控的临床环境和必要的手术记录。进一步介绍了门诊环境中成功进行牙槽外科手术必需的局部麻醉方法。同时也对用于拔牙术的手术器械进行了详细的说明。

本书系统地描述了简单拔牙术、外科拔牙术、第三磨牙手术的方法，包括难度评估、设备准备、医患体位以及术中并发症的处理等内容。这些章节均配有高质量的解剖示意图，以帮助读者理解。

随着人口老龄化的发展，牙医必须详细了解与牙槽外科手术密切相关的常见全身系统性疾病和药物。“合并全身系统性疾病或特殊状况患者的管理”一章涵盖了诸如较新的抗凝剂和抗骨质疏松药物对牙槽外科手术的影响。服用这些药物可能会改变治疗计划，通常在术前需要与患者的处方医生进行联合管理。最后，讨论了术后护理与术后并发症，这些也是外科护理的重要知识。

拔牙术作为口腔颌面外科的一部分，许多涉及这一领域的书籍都有专门介绍拔牙术的章节。然而，本书内容全面、简洁清晰，是一本专门讨论拔牙技术的现代参考书。它将指导在执业生涯中需要掌握拔牙技能的人——从本科生、外科实习生到刚获得执业资格的牙医。相信未来本书会被更多的人学习和使用。

Andrew A. C. Heggie教授，AM
口腔颌面外科医生
澳大利亚墨尔本

在线内容

扫描二维码，关注“辽科社口腔图书出版中心”公众号，输入关键词“BYJS”，可浏览在线内容。

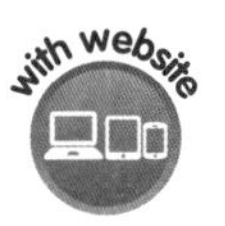

目录
Contents

第1章
手术原则
Principles of Surgery

手术 用手操作医疗器械治疗身体损伤或疾病，手术治疗学。

外科医生 熟练掌握外科手术的人。

拔牙术，即拔除牙齿，其中涉及硬组织和软组织操作，通过切断牙列或其中一部分以治疗或预防疾病，也可作为疾病整体治疗计划的一部分。实施拔牙术的口腔外科医生必须具备与任何其他专业受过诊治疾病训练的外科医生相同的素质、技能和决策能力。外科医生有责任提供他们所能提供的最高标准的护理，当他们不能提供适当水平的护理时，需寻求相关专家的帮助。

外科医生的责任不仅限于手术，还包括术前咨询和术后监测，以及其他方面的护理，例如与其他医生联络和沟通治疗计划。这一点不言而喻，但很容易忘记。外科医生经过培训，要具备不仅限于手术技能的多种素质与能力：

- **知识**。知识是通过教育、培训和专业实践获得的事实、信息、技能与经验。这是进行拔牙术的一个基本和必要方面。它包括技术和医学专业知识，有助于安全地管理患者。随着科学知识的不断发展，有必要通过持续的专业发展和循证实践来保持同步以维持知识体系的更新。
- **质量与安全**。质量是对卓越的承诺，提供的服务主要以患者的最佳利益为指导。这要通过承认自己的优势与局限性、严格的自我审核以及在需要时请求帮助的勇气来实现的。安全是避免对自己、同事和患者造成危险或伤害。维护安全的工作场所是在健康环境中工作的所有人的责任，需要适当的培训和对降低风险策略的认识，例如无菌和消毒技术。质量与安全是外科手术的动态组成部分，需要不断完善和改进，以确保患者的健康和高标准的护理。
- **交流与合作**。在与患者和其他卫生专业人员的互动中，良好的沟通至关重要。清晰、简洁和相关的患者管理文档将改善与专家的交流，促进合作和专业发展的文化。当将患者拔牙作为更广泛治疗计划的一部分时，这一点尤为重要，因为多种其

Principles of Dentoalveolar Extractions, First Edition. Seth Delpachitra, Anton Sklavos and Ricky Kumar.

Companion website: www.wiley.com/go/delpachitradentoalveolarextractions

他医学并发症需要跨学科管理。在这种情况下，良好的沟通可以最大限度地减少对时间紧迫的治疗所造成的延误，例如在头颈部放疗或双膦酸盐治疗之前拔牙的情况。

- **个性化的方法**。每名患者有不同的背景、需求和医学知识。为了确保他们了解手术及其风险与预期结果，并能够比较各种选择，以便做出明智的决定，需要量身定制个性化的方法。
- **领导与管理**。外科医生通常会发现自己是多方面治疗团队的领导者，包括护理人员、牙科助理、麻醉人员和消毒技术人员。这种领导责任重大：外科专家必须指导团队中的其他人，提供反馈和教育，从而帮助保持卓越的医疗标准。外科医生必须确保所有工作人员都以为患者取得最佳结果为目标。当最高标准的护理受到影响时，外科医生有责任确保团队回到正轨。
- **决策**。“决策（decision）”一词与另一个经常与手术有关的词有共同的词根：切口（incision）。这两个词都是拉丁文“caedis”的派生词，意思是“切割”。切口是指切开某物，例如手术部位；决策的字面意思是“割断”。因此，一项决策排除了其他选择，并设定了一个特定的行动指南。熟练的外科医生能够做出最符合患者最大利益的治疗计划决定。

1.1 伤口愈合

术后的良好结果取决于满意的伤口愈合。这涉及手术部位的一系列炎症、生化和生理变化，最终将导致炎症消散、伤口愈合和骨重建。伤口愈合并不总是遵循一个可预测的过程，因此对其关键阶段的理解将作为解释临床体征和确定何时受损的基础。

伤口的愈合分为4个阶段（图1.1）：

（1）止血期。

（2）炎症期。

（3）增殖期。

（4）成熟及重塑期。

任何一个阶段的中断都会导致一个漫长的恢复期。

1.1.1 止血期

任何组织创伤都会导致供应组织的局部血管出血。直接的生理反应是止血，包括反应性血管痉挛、形成血小板栓和激活凝血级联反应。

反应性血管痉挛发生在血管受损后的几秒至几分钟内。这是通过神经机制以及局部释放内皮素调节的。它能迅速减少创伤造成的失血。利用这种反应，在手术中可以使用肾上腺素等外源性血管活性药物减少血流量来改善手术视野。

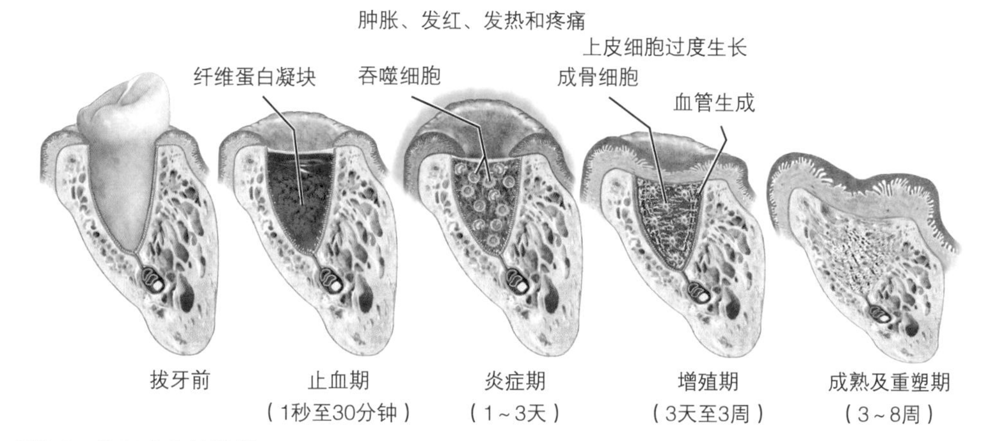

图1.1 伤口愈合的阶段。

内皮细胞受损后，细胞表面表达的血管性血友病因子的构象改变。血管性血友病因子与循环血小板上的糖蛋白Ⅰb相互作用，导致血小板活化和聚集，同时通过GpⅡb/Ⅲa受体与纤维蛋白原结合，使血小板栓形成。抗血小板药物抑制血小板栓的形成，增加手术过程中出血的风险。

凝血级联反应是为了激活凝血酶并形成稳定的纤维蛋白凝块而发生的一系列连续

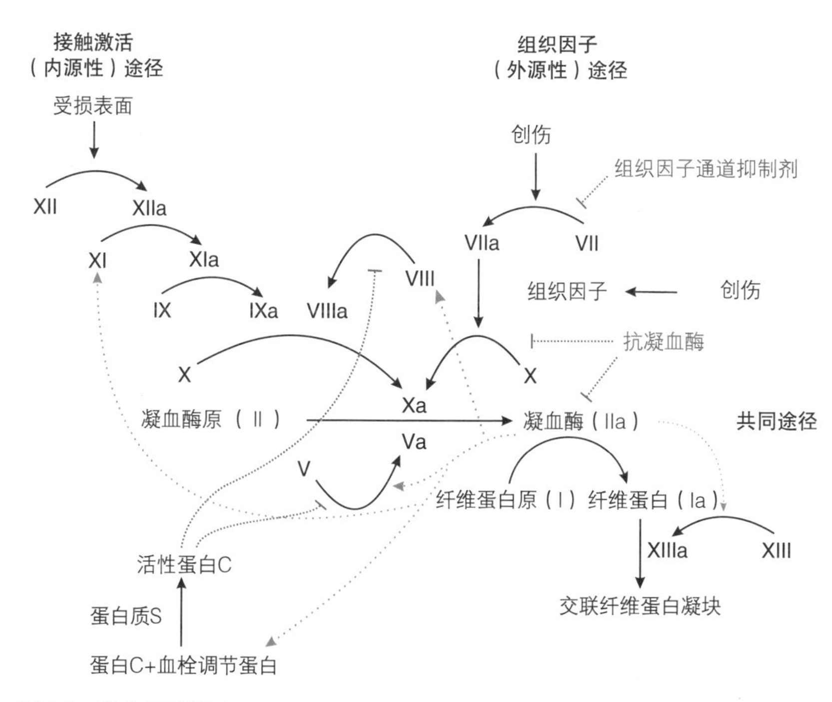

图1.2 凝血级联反应。

反应（图1.2）。在这一级联反应中有两条途径：内源性和外源性。内源性途径通过在血管系统内释放内皮胶原蛋白被激活，而外源性途径则通过组织创伤和细胞内组织因子的释放被激活。抗凝血药物和凝血疾病通过抑制凝血级联反应而增加出血倾向，意识到这些影响可能在外科手术计划中具有临床意义。

临床上使用凝血项目检查可以评估内源性、外源性或共同途径的功能。通过凝血酶原时间筛查因子Ⅱ、Ⅴ、Ⅶ和Ⅹ以及纤维蛋白原。这些都是外源性途径的一部分，被用于评估接受华法林治疗患者的凝血功能是否能耐受拔牙或牙槽外科手术。华法林抑制两种途径共有的维生素K依赖性因子，但由于因子Ⅶ的半衰期最短，因此使用外源性途径来确定凝血功能。部分凝血活酶时间将筛查受肝素和低分子肝素等药物影响的内源性途径的功能。

1.1.2 炎症期

这将在术后第1天开始，并将持续约3天。炎症反应的重要方面包括释放促炎症介质和血管活性因子，例如前列腺素、白三烯、白介素和组胺，以及募集吞噬细胞清除死亡组织和异物。炎症介质导致与炎症相关的肿胀、发红、发热、疼痛和功能丧失。通常在牙槽外科手术后使用消炎药以减轻术后疼痛和肿胀。

1.1.3 增殖期

通常约从第3天开始，持续长达3周。增殖期依赖于成纤维细胞介导的肉芽组织和Ⅲ型胶原的形成。由于肌成纤维细胞的作用，伤口开始收缩。新生的毛细血管形成，提供血液和营养，促进伤口愈合。许多生长因子，包括血管内皮生长因子（VEGF）也参与其中。在伤口边缘，上皮细胞增殖，并开始在已形成的肉芽组织支架上生长。当骨祖细胞到达，分化为成骨细胞，开始沉积类骨基质时，骨愈合开始发生。注意，任何阻止或抑制血管生成或炎症成分的全身性疾病或药物都可能延迟愈合。

1.1.4 成熟及重塑期

愈合3周后，拔牙窝会充满肉芽组织和未成熟骨，牙槽窝被一层上皮完全覆盖。在破骨细胞和成骨细胞介导的骨组织活跃的吸收、沉积作用下，骨重塑将继续发生。这一重要步骤可能被抑制破骨细胞功能的药物阻碍，例如双膦酸盐或地诺单抗。直到6～8周后，骨重塑的放射学证据才会明显。

1.2 患者评估

在任何医疗或牙科治疗前首先需要全面了解患者病史。包括当前和过去的详细治疗情况；已知药物过敏和反应的记录；社会史包括职业，是否饮酒、吸烟或使用违禁药物；既往手术、牙科治疗和不良后果；患者的主要诉求或主要问题。

然后是对患者口腔颌面部的临床评估，包括口外和口内检查。包括评估颞下颌关节、软组织和硬组织病变，以及是否存在任何牙科病变。同时，可以对牙槽外科手术的难度和风险进行评估，尤其要注意张口度、牙龈生物型、咽反射、患者焦虑和曾大量修复过的牙列。

必要时应进行诊断测试，包括牙髓测试、动度触诊和叩诊测试。牙周探针可用于检查部分萌出或未萌出的牙齿，评估其软组织覆盖，或探诊口腔与其他组织交通。患者的心理状态和焦虑程度可以通过询问其过去对牙科治疗的耐受程度来评估，这一点很重要。由于性格的原因，有些患者需要对其治疗进行更详细的讨论，而有些患者可能要求或需要在镇静或全身麻醉下进行治疗。

1.3　放射学评估

全景片（OPG）、根尖片（PA）和三维锥形束CT（CBCT）是拔牙前评估患者的主要影像方式。作为拔牙的放射学检查的一部分，拔牙所需的最低影像是口内根尖片。如果需要拔除多颗牙齿，或者要评估第三磨牙，则应至少拍摄全景片（图1.3）。

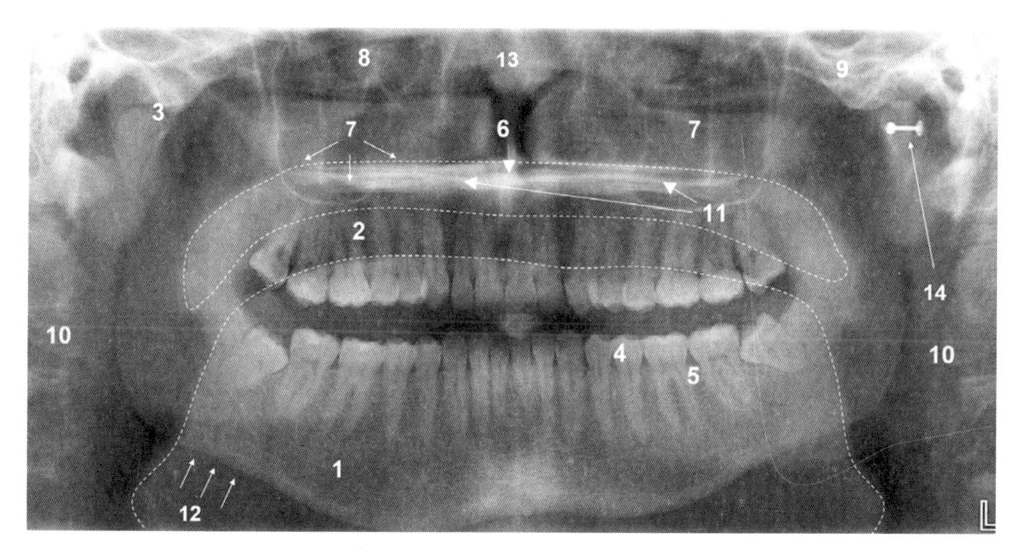

图1.3　全景片：1. 下颌骨；2. 上颌骨；3. 颞下颌关节；4. 牙列；5. 牙槽突和牙周组织；6. 前鼻棘；7. 上颌窦；8. 眼眶；9. 颧骨；10. 颈椎（双像）；11. 硬腭（双像）；12. 下颌骨下缘；13. 鼻中隔；14. 耳环的影像。轮廓显示口腔和鼻咽的空气空间以及下颌升支的双图像（左侧）。来源：The panoramic dental radiograph for emergency physicians by Anton Sklavos, Daniel Beteramia, Seth Navinda Delpachitra, Ricky Kumar, BMJ 36: 565–571. doi:10.1136/emermed–2018–208332. Copyright © 2019经BMJ Publishing Group Ltd. 许可出版。

在没有显示牙齿状况、相关邻近结构（下牙槽神经管、颏孔、上颌窦）和邻近牙齿状况的诊断性X线片的情况下，不应进行手术。通常，根尖片的应用范围有限，只能用于紧急情况下单颗牙拔除术或局部麻醉下口腔内小范围的手术。根尖片不是评估下颌第三磨牙与下牙槽管接近程度的合适方法，因为患者或胶片定位错误可能改变下颌神经管和相关牙根之间的放射关系，产生非诊断性图像。

与根尖片相比，全景片能更好地显示患者牙齿的整体状态以及可能影响颌面部的病变情况。由于全景片是以标准化的方式拍摄的，因此在目前的文献中，它已成为一些基于证据的风险评估工具的基础，包括对口腔上颌窦交通和下牙槽神经损伤的风险评估。

CBCT是一种相对较新且价格便宜的，用于生成上下颌骨结构的三维图像方法（图1.4）。当传统的二维成像不能为治疗计划提供足够的诊断信息时，就可以使用CBCT。最常见的是研究颌骨病变或下牙槽神经管与第三磨牙的关系。虽然CBCT图像

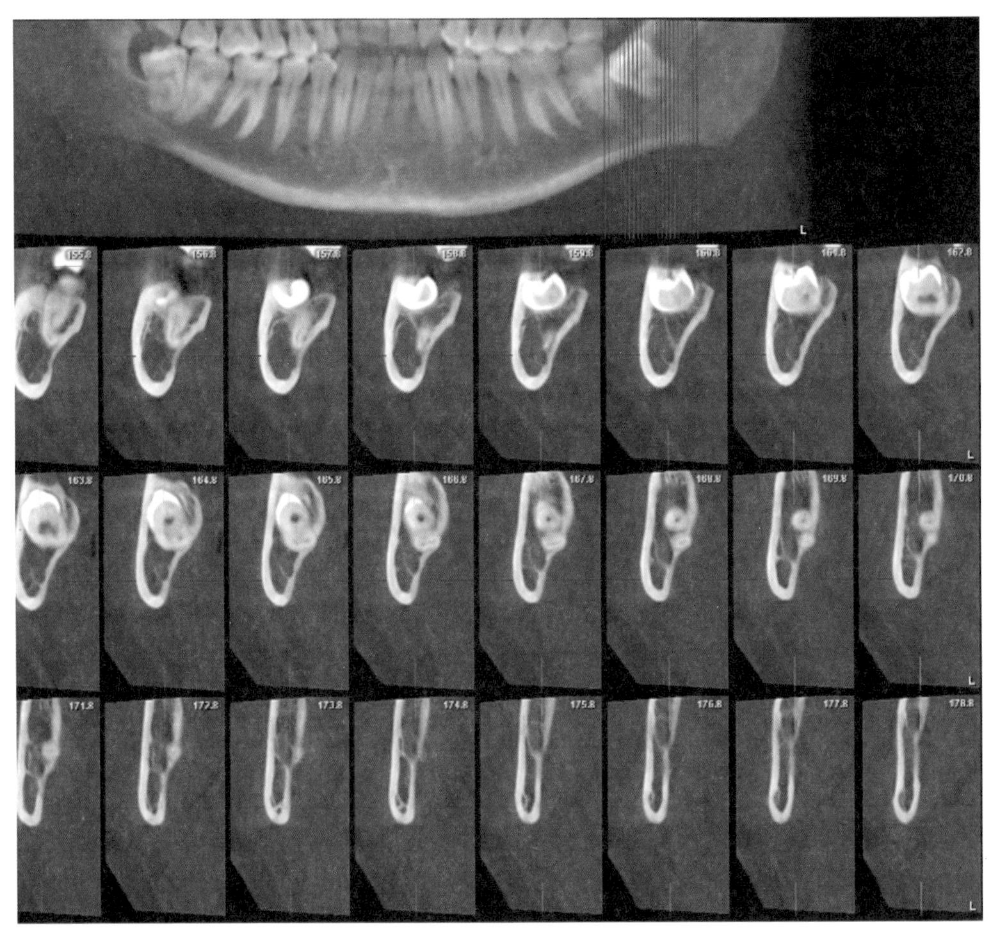

图1.4　CBCT连续横断面图像。

有多种格式，但连续横断面对于确定下牙槽神经的路径及其与下颌牙的关系是非常有用的。

CBCT图像比普通胶片成像提供了更多信息，因此其解读可能比较复杂。对于没有CBCT图像经验的外科医生，由专业放射科医生提供正式报告是必要的。如果不仔细解读这些图像，很容易遗漏神经风险或颌骨病变的放射影像学征像，可能导致患者预后不佳、外科医生被诉讼。

1.4　知情同意

进行任何医学治疗或牙科手术前必须获得患者或其法定监护人的同意。只有当患者具有决策能力时，即当他们有能力权衡治疗的利弊并做出合理的决定，接受或放弃拟议的手术时，他们签署的知情同意书才有效。这种同意必须是自愿的，没有强迫或胁迫。患者做决定前必须被充分告知手术方案、预期结果、涉及的风险、预期恢复时间和治疗费用。

对于任何计划的外科手术，应以书面和口头形式同意，外科医生应向患者提供一份正式文件，详细说明手术及其适应证、风险和预期结果（图1.5）。当向患者征求同意时，外科医生必须为患者提供足够的提问时间。患者可能要求更详细地了解手术的特定风险或结果，这些信息应该被详细说明和解释。

此外，知情同意书应针对特定患者及其个人情况。应提供和解释拔牙的替代方法，并详细说明采用或反对的理由。如果拔牙会导致患者失去功能性牙齿，应讨论未来的替代治疗方案，包括一个大致的时间表、谁将提供治疗，以及一个粗略的费用估算。

1.5　麻醉

有许多不同的麻醉方法可用于拔牙。这些方法包括：

- 局部麻醉。
- 局部麻醉加相对镇痛。
- 局部麻醉加少量口服镇静。
- 局部麻醉加静脉（Ⅳ）镇静。
- 局部麻醉与全身麻醉。

局部麻醉可用在牙椅上的治疗，通常被认为是最安全的选择。它适用于最简单的牙槽手术和拔牙术。局部麻醉的主要局限性在于，它可能不适用于复杂的手术，特别是当预期持续时间超过40分钟时，或者当患者焦虑或不合作时。

相对镇痛是使用吸入性药剂，例如一氧化二氮，以产生有意识的镇静。它可以作

口腔颌面外科手术知情同意书	编号： 姓名： 出生日期：

医生/牙医解释患者有以下情况：

____

这种情况需要以下手术治疗：

____

手术可能存在的风险。这些风险包括（请打勾）：

常见并发症：

□ 术后疼痛
□ 轻微出血或瘀斑
□ 干槽症，引起严重疼痛或不适
□ 术后面部常规肿胀

以上未提及的特殊风险（请详细说明）：

不常见的并发症：

□ 由于支配下唇、颏部和下牙的神经受损而造成的暂时性或永久性的面部麻木
□ 由于舌神经损伤而失去味觉丧失
□ 出血，严重时需要输血
□ 术后感染，这可能需要抗生素或进一步手术
□ 损伤周围结构，包括唇部、牙齿和舌部
□ 在牙龈或颌骨上留下的牙齿或骨碎片
□ 上颌牙的碎片进入鼻窦，需要进一步的手术来移除
□ 在鼻窦和口腔之间形成交通，需要进一步的手术
□ 慢性疼痛或颞下颌关节问题
□ 颌骨骨折

在咨询我的医生/牙医后，此手术在以下麻醉进行：

□ 局部麻醉 我是清醒的，然后接受注射来麻醉这个区域。	□ 全身麻醉 做这个手术时，我是睡着的。

患者陈述

我了解病情和建议的治疗方案。
我接受上述记录的风险，以及那些具体针对我/患者的个人情况的风险。
我理解这个手术需要麻醉，并且我/患者参与了麻醉方式的选择。
我理解手术是在日间手术室进行的，如果出现术中并发症，需转诊至其他医疗机构。
我有权在任何时候改变手术或麻醉的选择。
医生/牙医已回答了我所有的问题，我对以上手术知情同意。

患者/父母/监护人的姓名：______________ 与患者的关系：______________

签名：______________ 日期：______________

医生/牙医声明

我已向患者或监护人解释了本同意书中的内容，并确信签署本表格的人有能力这样做。

医生/牙医姓名：______________

指定人：______________

签名：______________ 日期：______________

见证人/口译员的陈述

我已向患者解释了本同意书和提供给患者的任何口头信息。

口译员/见证人姓名：______________

语言：______________

签名：______________ 日期：______________

图1.5 牙槽外科手术知情同意书示例。

表1.1 常用口服苯二氮䓬类镇静剂之间的比较

药物名称	剂量	作用时间
替马西泮	10～20mg	30～120分钟
地西泮	10～15mg	30～90分钟
奥沙西泮	15～30mg	2～3小时

为局部麻醉的辅助手段，在没有重大气道风险的情况下提高患者的舒适度。一氧化二氮通常通过鼻罩以50%～70%的浓度给药。这种方法的优点是可以滴定和快速调整。然而，个体之间存在着剂量-反应关系的差异，如果剂量过高，患者可能会经历一些副作用。使用相对镇痛需要额外的培训，建议在使用该技术时，至少有两名经过培训的人员在场。

如果有效地使用口服镇静剂，可以提供比一氧化二氮更高的镇静水平。用于口服镇静的常见药物类别包括苯二氮䓬类（表1.1）和巴比妥类药物。这些药物对中枢神经系统有明显的抑制作用，因此具有呼吸抑制和气道反射丧失的严重风险。只有当外科医生和临床人员接受过麻醉、复苏和气道管理方面的充分培训时，才考虑使用口服镇静药。

静脉镇静通常使用更强大的镇静剂，例如咪达唑仑、丙泊酚或芬太尼。静脉镇静只能在为气道管理做好充分准备的环境下进行，例如医院手术室。在气道不安全的情况下，麻醉患者有可能吸入口内任何异物。当他们的反射不能保护气道时，这种情况就可能特别危险。只有经过高级培训的合格医学专家或牙科专家才可以进行静脉镇静。

全身麻醉会使患者完全失去知觉，需要使用喉罩或气管插管固定气道。应由专业麻醉师或具有适当资格的医疗专业人员提供。在全身麻醉下进行拔牙需要共用一个气道，在整个手术过程中与麻醉师的沟通至关重要。

1.6 设备的准备

拔牙的准备工作必须遵循无菌原则，并严格保持手术区无菌（图1.6）。这样做的根本原因是防止微生物传播，因为微生物可能导致手术部位感染、传播血源性疾病，并延迟术后愈合。不遵守或不充分遵守适当的无菌技术，或手术器械消毒不充分，可能会对患者造成伤害。

在医院环境中，器械消毒通常通过全院中央消毒服务部门进行。在诊所环境中，外科医生及其工作人员负责设置和维护适当的消毒设施。

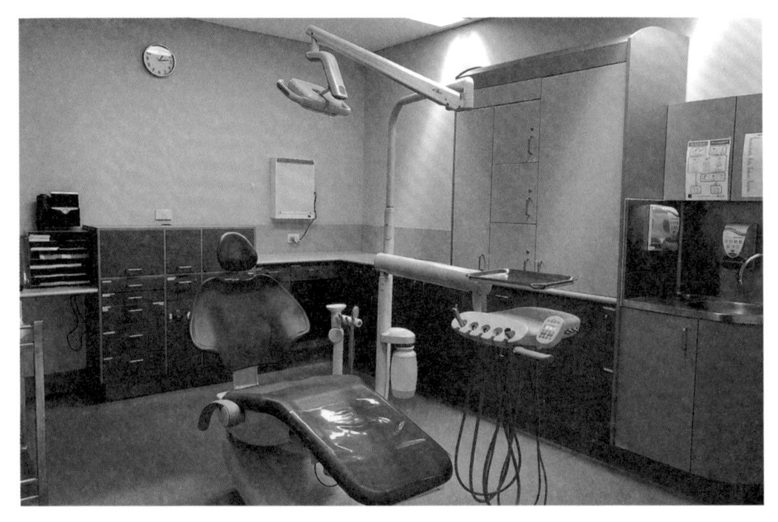

图1.6 医务室具有明确的行政、操作和卫生区域。

灭菌前，应擦拭器械上明显的血迹和碎屑，然后在超声波（一种使用超声波振动器械以清除小碎屑的机器）中进行清洗。应将器械包装或装袋，并将满足灭菌条件时会发生变化的化学指示剂放置在设备上。任何提供门诊外科手术的诊所都必须确保其工作人员接受过适当的消毒程序培训，并达到最低的基本要求。

外科设备的灭菌分为3类：干热灭菌、湿热灭菌或气体灭菌。灭菌设备必须接受定期和年度检查，以确保其得到充分维护。

1.7 外科医生的术前检查清单

在准备手术时，外科医生应检查清单，以确保一切都在有序进行。这包括：

- 签署的同意书（在手术当天与患者一起核查）。
- 确认有无过敏。
- 手术室中显示的手术需要的X线片（手术过程中外科医生可见）。
- 确认手术的正确侧面和位置。
- 使用个人防护设备。
- 外科手卫生、穿无菌手术服和戴无菌手套。

外科医生和经过培训的员工应确保所有设备已消毒，处于合适的状态，并按照无菌非接触技术进行处理。应准备好预期使用的或在出现并发症时可能需要的所有设备。在某些情况下，需要让一名“巡回”护士根据需要准备额外的设备。

所有的外科手术都需要足够的照明，使手术视野清晰。在口腔等小区域工作时，

外科手卫生技术

穿戴手术服、帽子、口罩进入手术室，用肥皂或洗手液洗手。

每次手术前使用含酒精消毒液进行外科手卫生，仔细按照（1）~（17）所示的技术进行操作。

手术后取下手套时如果发现残留滑石粉或生物液体，请用肥皂或洗手液洗手。

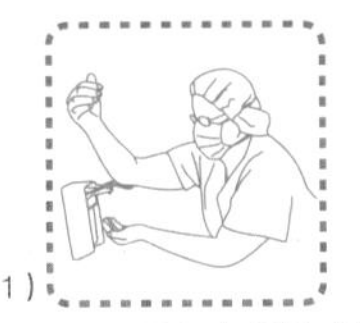
（1）

（1）用右手臂肘部操作分配器，将约5mL（3滴）的含酒精消毒液滴在左手掌心。

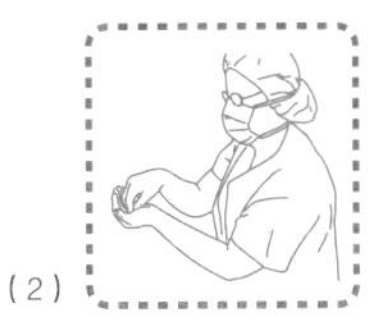
（2）

（2）右手指尖蘸取含酒精消毒液，消毒指甲（5秒）。

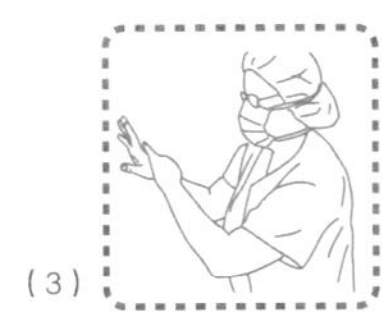
（3）

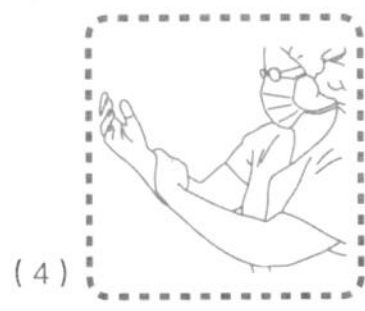
（4）

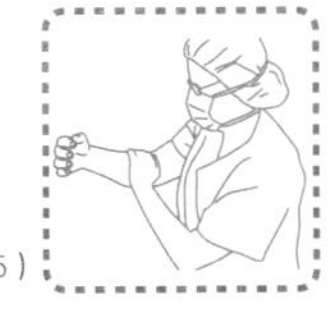
（5）

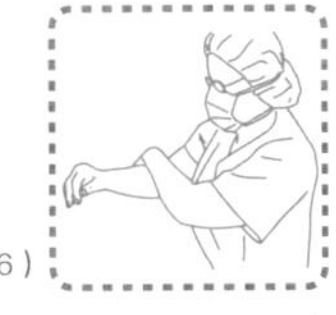
（6）

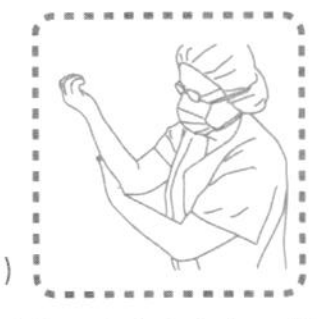
（7）

（3）~（7）将含酒精消毒液涂抹于右前臂至肘部。确保整个皮肤区域都被涂抹到，在前臂周围做旋转运动直至消毒液完全干燥（10~15秒）。

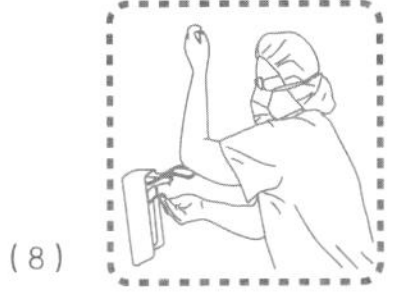
（8）

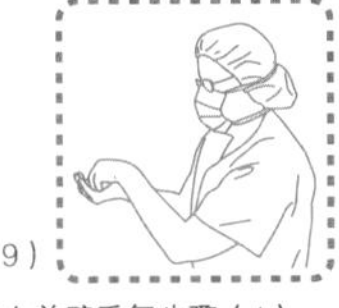
（9）

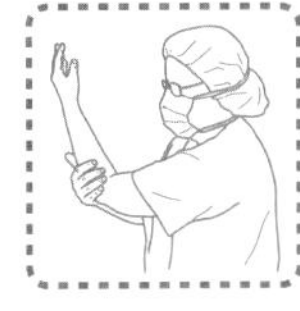
（10）

（8）~（10）对左手和左前臂重复步骤（1）~（7）。

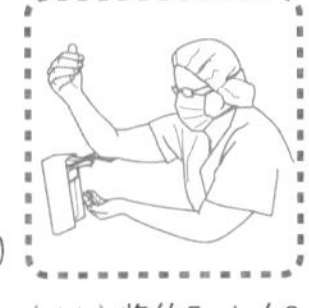
（11）

（11）将约5mL（3滴）的含酒精消毒液滴在掌心，同时按照（12）~（17）中所示步骤揉搓至手腕（20~30秒）。

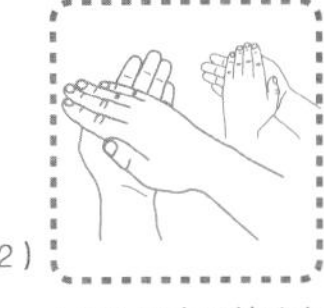
（12）

（12）用含酒精消毒液覆盖整个手的表面到手腕，掌心相对，手指并拢，用旋转运动揉搓。

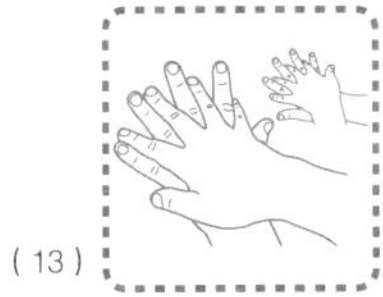
（13）

（13）手心对手背沿指缝相互揉搓，双手交换进行。

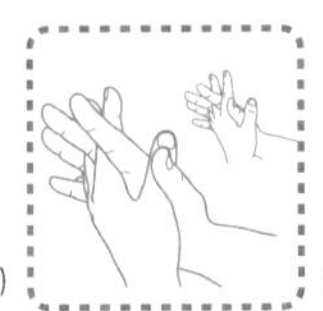
（14）

（14）掌心相对，双手交叉沿指缝相互揉搓。

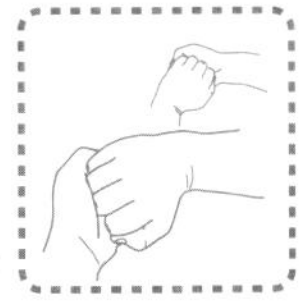
（15）

（15）弯曲各手指关节，半握拳将指背放在另一手掌心旋转揉搓，双手交换进行。

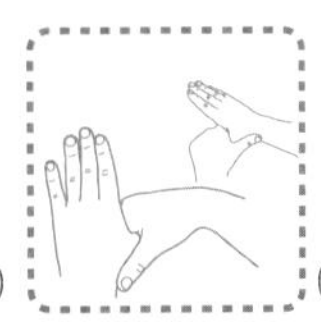
（16）

（16）用紧握的手掌揉搓左手的拇指，反之亦然。

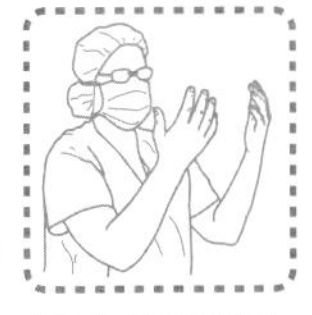
（17）

（17）当手干燥时，可以穿戴无菌手术服和手套。

重复整个流程（平均60秒），即含酒精消毒液制造商说明书推荐的总持续时间。进行2~3次。

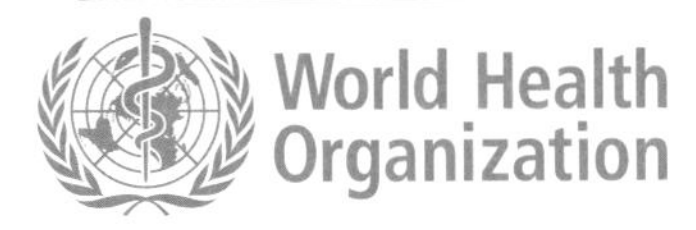

图1.7　世界卫生组织外科手卫生技术。来源：Surgical Handrubbing Technique, https://www.who.int/gpsc/5may/hh-surgicalA3.pdf, WHO. © WHO。

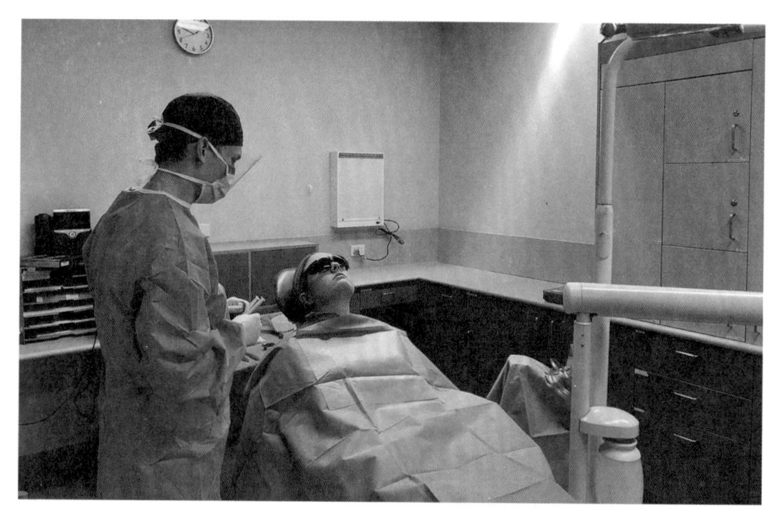

图1.8　牙医必须穿无菌手术服、戴无菌手套进行牙槽外科手术。

这一点尤为重要。应使用顶灯确保外科医生和助手都有足够的视野来观察手术区域。外科医生也可以使用个人头灯。

外科医生在手术前应按照世界卫生组织（WHO）的外科手卫生技术进行外科手卫生，以确保对手、臂和肘部的污染皮肤进行消毒（图1.7）。通常情况下，这将涉及使用氯己定或碘为基础的外科洗手液。洗手后，外科医生必须穿无菌手术服、戴无菌手套，以便进入后不污染无菌区（图1.8）。

1.8　手术记录

手术后应尽快完成详细的手术记录，列出所有使用的药物或麻醉药物和采取的手术步骤、手术的难度、出现的任何术中并发症，以及术后与患者的讨论或给患者的指示。手术记录至少应包括以下内容：

- 手术适应证和术中发现总结。
- 使用的麻醉类型（相对镇痛、口服或静脉镇静、全身麻醉）：
  - 具体而言，是局部麻醉类型、给药剂量、浓度和血管收缩剂的使用。
- 详细的手术说明，包括：
  - 拔牙所用的方法（“简单”与“外科”）以及每个步骤的详细说明；
  - 遇到的任何并发症；
  - 手术的难度；
  - 使用的止血剂；
  - 缝线类型；

  - 是否易于获得止血；
  - 任何处方药物的附加说明，包括类型、剂量和持续时间。
- 给患者的任何术后医嘱，以及这些医嘱的传递方式（书面、口头或两者兼有）。
- 复诊预约的日期和时间。

手术记录必须概述每个病例的具体手术细节，作为医疗纠纷的法律备忘录。好的手术记录能够实现护理的连续性，为将来任何主诉或并发症提供详细的诊治依据，加强医护人员的沟通。

第2章
局部麻醉
Local Anaesthesia

在进行任何口腔操作或牙科手术之前，患者必须获得充分有效的局部麻醉。本章主要介绍了获得充分有效的局部麻醉的方法。

对于大多数牙槽外科手术来说，无须任何额外的镇静，仅局部麻醉就可以为患者提供足够的舒适感，使手术得以完成。局部麻醉具有良好的安全性，容易获得，并且可以在广泛的医疗环境中进行。尽管其他形式的麻醉可能更加强大、有效，但它们会带来多重额外的医疗风险，且在使用之前需要针对设备操作对人员进行额外的培训。最终，哪种方案最合适是由患者在知情的基础上决定的。同时，临床医生应根据患者的期望值、患者对治疗的耐受能力以及对患者病史的全面回顾，指导患者做出决定。

在某些情况下，仅使用局部麻醉可能并不合适。在清醒状态下进行牙槽外科手术的相对禁忌证包括：

- 一次性拔除3颗或3颗以上的牙齿。
- 预计手术难度高。
- 预计持续时间超过40分钟。
- 严重并发症的可能性高。
- 焦虑症或恐惧症患者。
- 患者年龄过大或过小。
- 存在可能使手术复杂化的相关病因。

如果没有适当、安全且有效的局部麻醉，在牙科诊所进行外科手术和拔牙术是不可能的。本章概述了与拔牙相关的局部麻醉的基本原理，包括常用的麻醉制剂、副作用、操作技术及未达到充分麻醉的原因分析。在使用局部麻醉技术时需要了解口腔的正常局部解剖结构和神经支配区域。

Principles of Dentoalveolar Extractions, First Edition. Seth Delpachitra, Anton Sklavos and Ricky Kumar.

Companion website: www.wiley.com/go/delpachitradentoalveolarextractions

2.1 麻醉原则

（1）**患者安全**。患者安全始终是麻醉管理的关键事项。这包括确保使用正确的麻醉药物，无禁忌证，麻醉药物未过期且已正确储存，并已进行适当的消毒和准备。每当注射局部麻醉剂时，临床医生必须确保已掌握最新的心肺复苏技术，且接受过医疗急救管理方面的培训。因为局部麻醉剂可能产生全身副作用，给药后应监测患者是否会出现并发症。

（2）**患者知情同意**。患者对局部麻醉的耐受性很大程度取决于患者的预期值。例如，舌部麻木是舌神经麻醉的正常结果，但可能会导致焦虑的患者感觉无法控制口腔分泌物。因此，向患者告知局部麻醉剂的预期效果至关重要，这也是患者知情同意的关键组成部分。此外，还必须详细向患者解释局部麻醉的局部和全身风险。

（3）**掌握局部解剖结构**。有效的局部麻醉依赖于将局部麻醉剂输送到适当的神经、组织或解剖间隙。同样，为避免局部麻醉的并发症，需要主动避开周围重要的解剖结构。充分掌握局部解剖结构能确保将麻醉药物输送到正确区域，同时避免因解剖学错误造成的并发症。

（4）**使用适当技术的专业技能**。口腔外科医生不仅要熟悉口腔局部解剖结构，还必须熟练掌握局部麻醉技术。适当使用指托、回缩和定位可以提高患者舒适度和手术耐受性。

（5）**解决麻醉失败的能力**。口腔外科医生在进行局部麻醉操作时必须始终认真思考，并分析确定局部麻醉失败的原因以及需要哪种额外技术来补充麻醉。

2.2 作用机制

局部麻醉剂通过可逆性阻断神经细胞轴突膜中的电压门控钠离子（Na^+）通道产生作用，从而抑制沿轴突的动作电位传递（图2.1）。当对感觉神经进行局部麻醉时，疼痛刺激不会传导到感觉皮层，从而感觉不到疼痛。

局部麻醉剂通常与血管收缩剂（通常为肾上腺素或合成血管加压素衍生物）联合使用（图2.2）。局部麻醉剂的浓度通常以百分比形式标识，而血管收缩剂的浓度以比率形式标识（表2.1）。制剂可以放置在牙科药筒中，或装在小瓶中，在使用前抽出。在使用局部麻醉剂之前，确认类型、浓度、血管收缩剂和有效期非常重要。肾上腺素溶液有许多优点：血管收缩作用可减少手术区出血，使视野更好；增加麻醉的持续时间；降低全身毒性的风险。尽管发生缺血性心血管并发症极为罕见，但如果过量使用含有肾上腺素的制剂，有心血管疾病史的患者可能会出现该并发症。

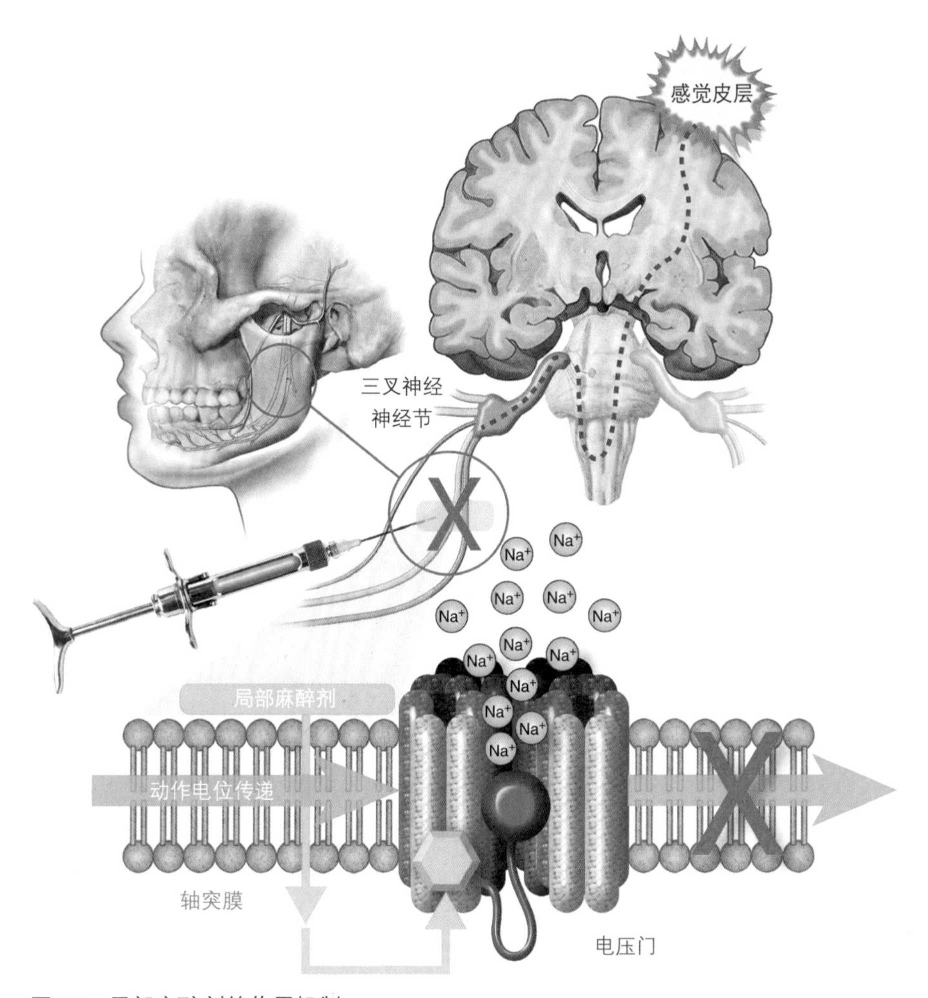

图2.1　局部麻醉剂的作用机制。

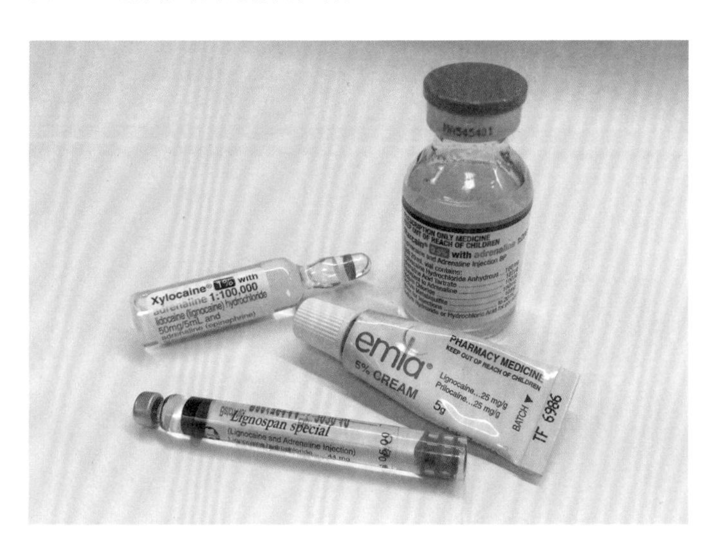

图2.2　局部麻醉剂制剂示例。

表2.1 溶液中局部麻醉剂和肾上腺素的换算表

局部麻醉剂的浓度	所含局部麻醉剂的剂量
0.5%溶液	5mg/mL
1%溶液	10mg/mL
2%溶液	20mg/mL
4%溶液	40mg/mL
肾上腺素的浓度	**所含肾上腺素的剂量**
1∶80000	12.5μg/mL
1∶100000	10.0μg/mL
1∶200000	5.0μg/mL

2.3 常见的局部麻醉剂

利多卡因是牙科最常用的局部麻醉剂。它是一种酰胺类麻醉药物，起效快，安全性好。当与肾上腺素一起制备时，其作用时间为2～3小时，适用于拔牙术。它通常以2%溶液与1：80000肾上腺素混合制备。每毫升溶液包含20mg利多卡因，标准的局部麻醉剂药管（2.2mL）可含44mg利多卡因。与肾上腺素一起制备时的最大安全剂量为7mg/kg。

阿替卡因已使用近20年。由于其起效快和巨大的扩散能力，适合在拔牙中使用。这与它独特的分子结构有关，它既有酰胺类键，也有酯类键，还有一个附加的噻吩环。这些结构增加了分子的脂质溶解度，同时也使其容易被组织中的血浆酯酶降解。由于其与神经毒性增加相关，可能导致长期的感觉异常，因此在牙科局部神经阻滞中的使用存在一些争议。4%溶液的阿替卡因使用频率高，并且其麻醉效果比利多卡因更好。当制备时搭配使用上肾上腺素时，最大安全剂量为7mg/kg。

布比卡因是一种局部麻醉剂，与利多卡因或阿替卡因相比，起效较慢，作用持续时间较长，麻醉效果可长达8小时。当需要进行快速麻醉时，这个特点在牙科诊所手术中可能是一个缺点，但它的优点是减少术后不适感。布比卡因通常以0.5%的浓度与1：200000肾上腺素配制而成，最大安全剂量为2mg/kg。使用布比卡因时应谨慎，因为发生心脏毒性症状可能先于发生神经毒性症状。这与大多数其他麻醉剂情况正好相反，因此布比卡因过量更不容易被识别。

罗哌卡因是一种新型麻醉药物，具有与布比卡因相似的特性，但具有许多额外的优点。它的作用持续时间长达6小时，起效速度相当快。一个独特的好处是分子本身具有血管收缩作用，避免了在其制备过程中需要额外的血管活性剂。此外，与布比卡因相比，罗哌卡因的心脏毒性风险似乎更低。然而，其商用制剂通常比用于拔牙的其他常用麻醉药物更昂贵。

2.4 副作用和毒性

一般来说，如果使用得当，局部麻醉剂是安全的。然而，与使用任何药物一样，需要考虑并尽量降低其风险。

2.4.1 局部风险

在深层组织的操作和向深层组织空间中注射药物涉及许多风险：

- 针头直接接触神经干引起的神经型疼痛。
- 组织间隙内的血肿，导致牙关紧闭、疼痛或瘀斑。
- 麻醉药物的物理创伤或神经毒性引起的暂时性或永久性神经损伤。
- 针头断裂，导致异物并发症。
- 麻醉药物对面神经分支的作用引起的暂时性面瘫。
- 坏死性涎腺化生，一种罕见的创伤后缺血性组织反应。

2.4.2 全身风险

局部麻醉后可能发生全身中毒反应，尤其多见于儿童或老年患者。意外向血管内注射麻醉药物后中毒反应的风险更高，回抽有助于降低这种风险。早期症状通常与中枢神经系统有关，包括焦虑、头晕、躁动、耳鸣和复视。如果不能及早识别，患者可能会出现震颤、抽搐和意识丧失。晚期症状与心血管毒性有关，包括心动过缓、心血管衰竭和心搏骤停。

对局部麻醉剂真正的过敏反应是罕见的。患者在使用含有肾上腺素的局部麻醉剂后出现心动过速或心悸后可能会告知是“过敏反应”，而事实上这是对注射血管收缩药物的正常生理反应。患者也可能对防腐剂或药筒塞子中的乳胶过敏。当患者告知先前的不良反应或过敏反应时，重要的是要了解详细信息以确定是否为真正的过敏反应（包括皮疹、荨麻疹、水肿）。酯类局部麻醉剂的过敏反应率高于酰胺类局部麻醉剂，这是由酯类局部麻醉剂降解产生的主要代谢物对氨基苯甲酸（PABA）所致。硫过敏患者可能会对用于稳定溶液中肾上腺素的偏亚硫酸氢盐添加剂产生反应。

2.5 口腔局部麻醉基本技术

口腔局部麻醉基本技术可分为浸润麻醉技术或区域神经阻滞麻醉技术。浸润麻醉是指直接在手术部位附近注射局部麻醉剂，依赖于麻醉药物在小神经分支和末梢周围的扩散，以产生麻醉。局部神经阻滞麻醉是指在手术部位远处支配该区域的较大神经束的已知位置周围注射局部麻醉剂。局部神经阻滞麻醉可用于麻醉下牙槽神经，还可以用于麻醉舌神经、颊长神经、腭大神经和鼻腭神经。神经阻滞麻醉在技术上要求更高，因为它依赖于头颈部神经通路的解剖学知识。如果操作正确，它可以以较少的注射、较少的局部麻醉剂和较少的患者不适，为更多的解剖区域提供深度麻醉。

2.5.1 颊侧浸润麻醉

颊侧浸润麻醉是一种多用途技术，可用于麻醉上颌前牙列、下颌前牙列和下颌后牙颊侧黏膜（图2.3）。在骨质较薄且疏松的解剖区域（例如下颌前牙或上颌牙），局部麻醉液可扩散到牙周组织和根尖区，对牙齿产生麻醉作用。然而，这种技术并不能充分麻醉腭侧或舌侧组织，在拔牙之前需要额外的麻醉。由于下颌皮质骨较厚，同样也不会对下颌后部的牙齿或牙周膜产生麻醉作用，因此还需要进行下牙槽神经阻滞麻醉。

（1）调整椅位使患者保持合适的体位，以确保充分的手术入路和照明。

（2）用明尼苏达拉钩（或口镜）拉开唇或颊黏膜。确保附着龈和游离牙龈充分可见。保持软组织绷紧以减少患者不适。

（3）将针头插入颊侧前庭最深处，并将其向前推进2～3mm，对准根尖的位置，但不要过深。

（4）回抽注射针，确保针尖没有刺入血管内。

（5）慢慢注射麻醉液。缓慢的注射速度将显著减少患者的不适感和疼痛。

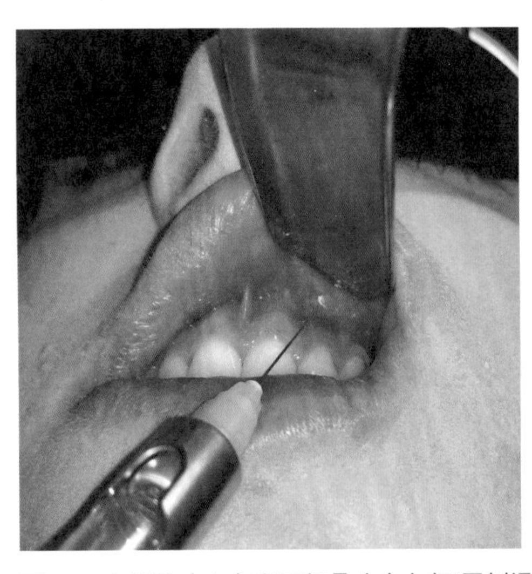
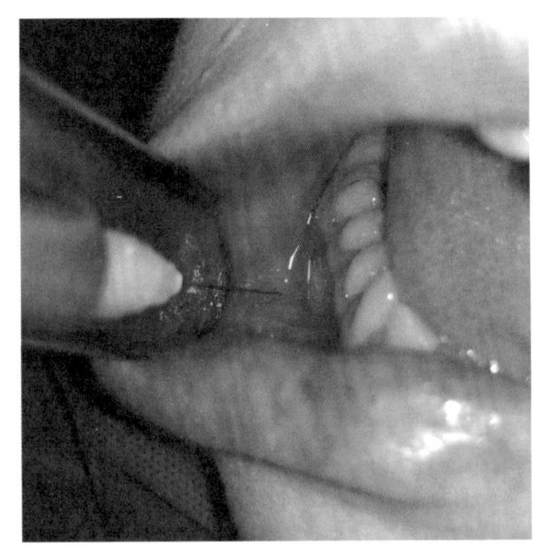

图2.3 上颌骨（左）和下颌骨（右）颊/唇侧浸润麻醉。

（6）根据麻醉液的药动学性质，让局部麻醉剂有足够的时间麻醉组织，并监测患者有无任何不良反应。

虽然浸润麻醉通常非常安全，但应考虑局部重要解剖结构。将注射针插入上颌前庭过深可能会导致眼眶及其内容物受伤，而下颌前庭沟插入过深可能在下颌骨下缘处刺破面动脉而导致大血肿。

2.5.2　下颌牙麻醉

下牙槽神经（包括颏支和切牙支）、舌神经和颊长神经支配下颌牙及其黏膜。它们都是三叉神经下颌支的分支，三叉神经经卵圆孔离开颅骨后向下移动。在下颌骨髁突水平的内侧面上，主要的干支分支有：颊神经向前移动，以支配邻近下颌磨牙

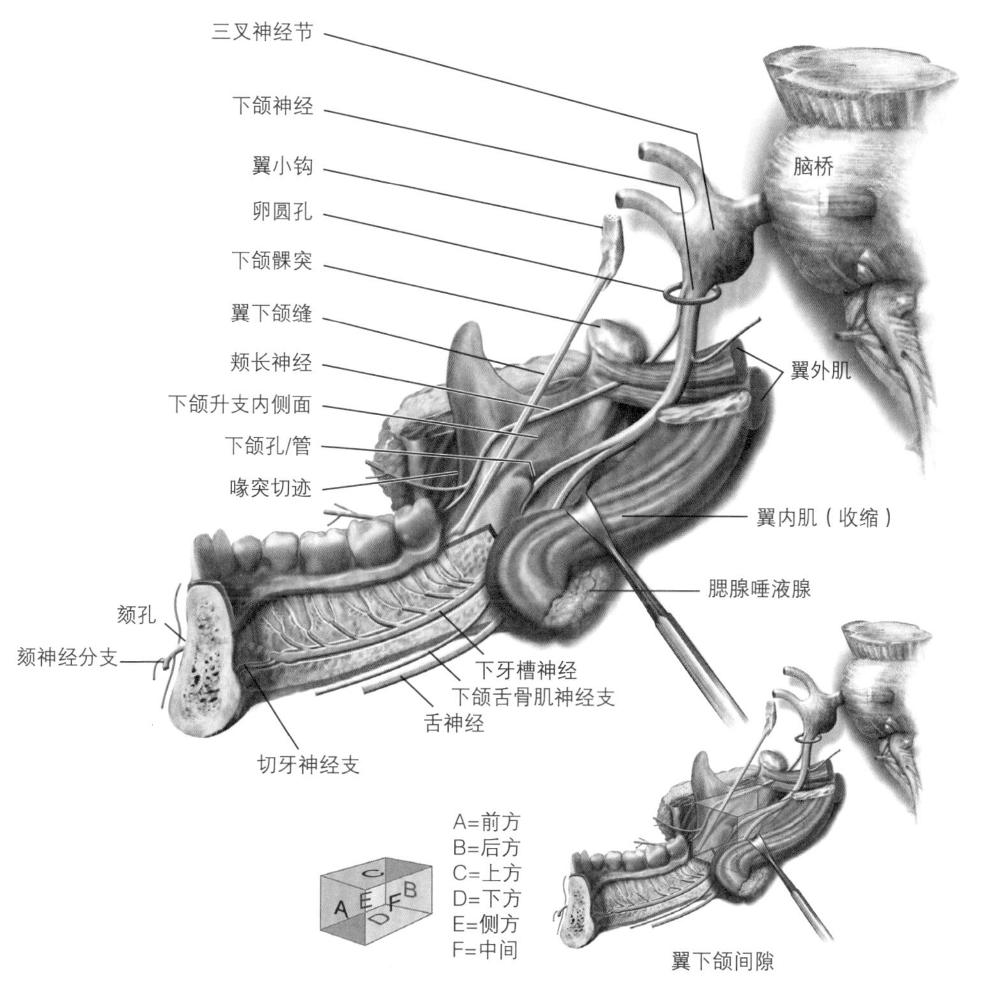

图2.4　翼下颌间隙的解剖和下牙槽神经的关系。

的颊黏膜，而下牙槽神经和舌神经在翼下颌间隙内从下颌骨内侧的髁突向下移动（图2.4）。下牙槽神经通过下颌管进入下颌骨，舌神经在其下降后向前移动，为舌侧牙龈和舌前2/3的部位提供感觉。下牙槽神经在下颌骨内向前走行，通过位于靠近下颌第一磨牙和第二前磨牙的根尖外皮质骨的颏孔穿出。下颌骨内仍有一支切牙神经支前行支配下切牙。

在进行任何下颌神经阻滞麻醉时，要观察的关键解剖空间是翼下颌间隙。该间隙是由下颌升支内侧面（间隙外侧）、翼突内侧面（间隙内侧）、翼下颌缝（间隙前部）、腮腺唾液腺（间隙后部）和翼突外侧上方形成的。几个口内标志可以一起用来确定这个间隙的位置。翼颞凹陷位置是内侧为覆盖翼下颌缝黏膜凸起边缘和外侧为覆盖下颌升支前缘外侧的黏膜凸起边缘。喙突切迹是指升支前缘最大的凸起区域，下牙槽神经和舌神经在水平面上直接位于其内侧和后部，约位于下颌支的中间。在该间隙内，下颌孔位于下磨牙咬合平面上方约1cm处，为使任何麻醉药物有效，理想情况下应在该水平以上注射到该空间。注射过深可能会将麻醉液注射到面神经分支所在的腮腺内，导致暂时性面瘫。

将麻醉液注射到翼下颌间隙会麻醉下牙槽神经和舌神经，有效麻醉半侧下颌骨，但不包括颊黏膜和皮肤。以下描述了这两个神经的几种麻醉技术，麻醉技术的选择一般是根据术者的偏好、临床适应证和患者因素。

2.5.2.1 传统的“张口”麻醉技术

（1）患者平躺在牙椅上，头部略微伸展和张大口。

（2）让患者张大口，牵拉其颊侧黏膜对翼下颌软组织施加张力，以获得足够的视野和手术入路。翼下颌中缝通常是可见的。触诊下颌升支前缘，确认翼下颌皱襞的解剖位置。

（3）在下颌牙咬合平面上方约1cm处进针，进入翼颞凹陷（图2.5）。针头的插入角度应确保注射针筒与对侧前磨牙对齐。将针缓慢地穿过软组织。随着针的推进，它将穿过颊肌和翼下颌间隙。如果方向正确，在向前推进2～2.5cm后，针将接触下颌管附近的骨壁内侧面。

（4）将针退回1～2mm，使针尖位于翼下颌间隙内。使用注射针柱塞进行回抽。

（5）缓慢注射麻醉液。缓慢的注射速度可显著缓解患者的不适。

（6）根据麻醉液的药代动力学特性，让局部麻醉剂有足够的时间麻醉组织，并监测患者有无不良反应。

当患者存在严重的牙关紧闭、下颌前突或后缩、无牙颌或过度肥胖时，难以定位解剖标志，这项技术操作可能很困难。

如果过早接触到骨板，则针头很可能朝向太前，紧靠下颌升支或颞嵴前缘。此

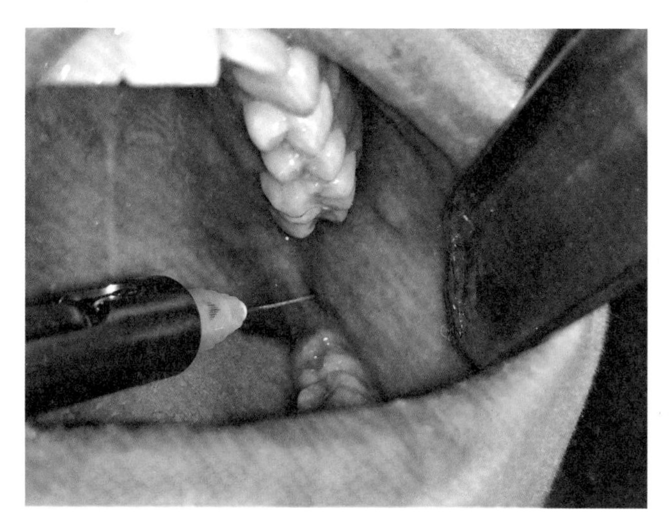

图2.5　传统的“张口”麻醉技术。

时需要将针头指向更靠后的位置，以便将麻醉药物输送到靠近下颌神经管的区域。注意，不要将针头向后推进太深。翼下颌间隙的后壁由腮腺形成，其中有面神经运动分支。如果不慎将局部麻醉剂溶液注射到腮腺，患者将出现短暂的面神经麻痹。在进针过程中要注意针尖需接触到骨面，未确认针的正确位置不得注射局部麻醉剂。

2.5.2.2　Akinosi“闭口”麻醉技术

Akinosi“闭口”麻醉技术可用于麻醉下牙槽神经和舌神经。该技术适用于患严重舌肌萎缩症、巨舌症，或咽反射明显的患者。

（1）患者平躺在牙椅上，头部略微伸展。

（2）牵拉其颊侧黏膜对翼下颌软组织施加张力，以获得足够的视野和手术入路（图2.6）。

（3）从颊侧缓慢地将针放置至上颌磨牙处，在上颌牙龈缘的水平上与咬合面平行。

（4）刺入覆盖在下颌骨内侧的黏膜，向后方继续前进约2cm。由于针头进入的方向没有骨性解剖标志，因此不建议进一步将针推向深处，因为可能会进入腮腺区。

（5）回抽注射针，确保针尖没有刺入血管内。

（6）缓慢注射麻醉液。缓慢的注射速度可显著缓解患者的不适。

（7）根据麻醉液的药代动力学特性，让局部麻醉剂有足够的时间麻醉组织，并监测患者有无任何不良反应。

2.5.2.3　Gow-Gates麻醉技术

这是一种很好描述但在技术上具有挑战性的下颌麻醉方法，它使用口外解剖标志

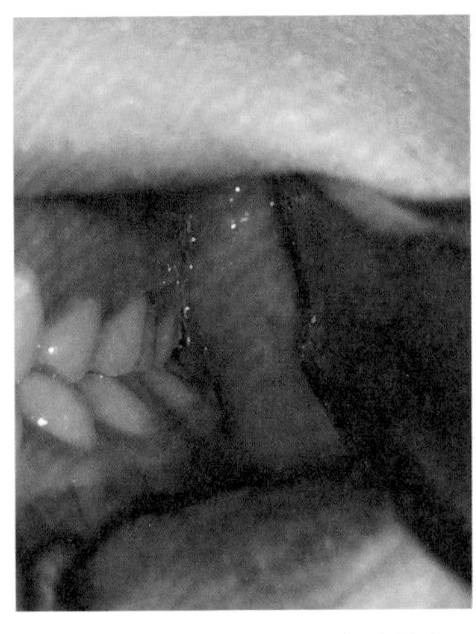
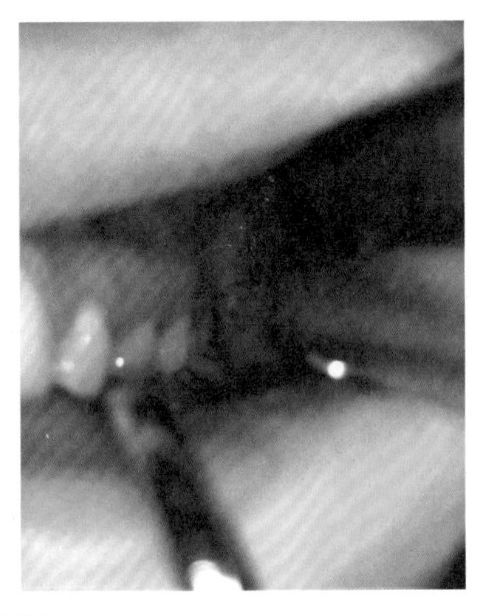

图2.6 Akinosi“闭口”麻醉技术。来源：Seth Delpachitra。

来引导注射针的进入路径。与传统技术和Akinosi技术相比，该技术会使更多的麻醉药物进入翼下颌间隙。Gow-Gates阻滞的好处是下牙槽神经、舌神经和颊长神经都可以在一次注射中麻醉，减少了多次注射。

（1）患者平躺在牙椅上，头部略微伸展和张大口。

（2）将注射针和针头沿患者麻醉侧耳屏和对侧口角之间形成的轴线定位（图2.7）。

（3）将针尖放在上颌第二磨牙（如果有）的远颊处，然后慢慢刺入该区域的颊黏膜。将针前进约2.5cm直至接触下颌骨髁状突上的翼肌凹。

（4）回抽注射针，确保针尖没有刺入血管内。

（5）缓慢注射麻醉液。缓慢的注射速度可显著缓解患者的不适。

（6）根据麻醉液的药代动力学特性，让局部麻醉剂有足够的时间麻醉组织，并监测患者有无任何不良反应。

2.5.2.4 下颌颊长神经阻滞

传统技术和Akinosi技术不能麻醉下颌牙的颊侧黏膜。因此，为了获得在拔除这些牙齿时所需全部的麻醉，需要使用另一种技术对颊黏膜进行麻醉。颊长神经是三叉神经第三分支的一个分支，沿髁状突和外斜嵴向下、向前移动，从下颌升支外侧前缘下降，支配颊黏膜。

（1）患者平躺在牙椅上，头部略微伸展和张口。

（2）牵拉颊侧黏膜，使其处于紧绷状态。

（3）触诊下颌升支的外斜嵴，外斜嵴位于下颌磨牙的后外侧。

（4）将针头刺入黏膜，正好位于外斜脊的外侧，深度约为2mm（图2.8）。

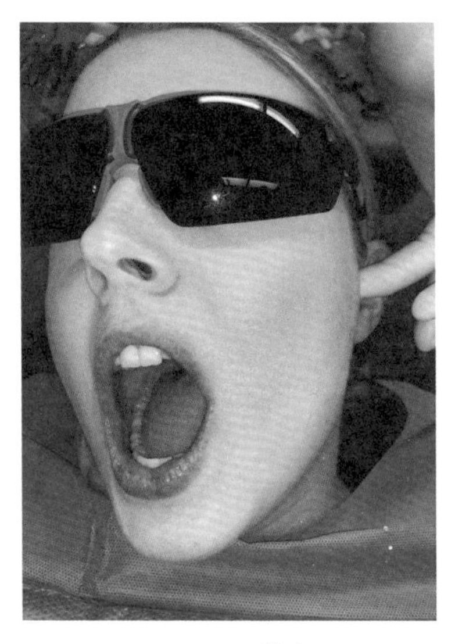
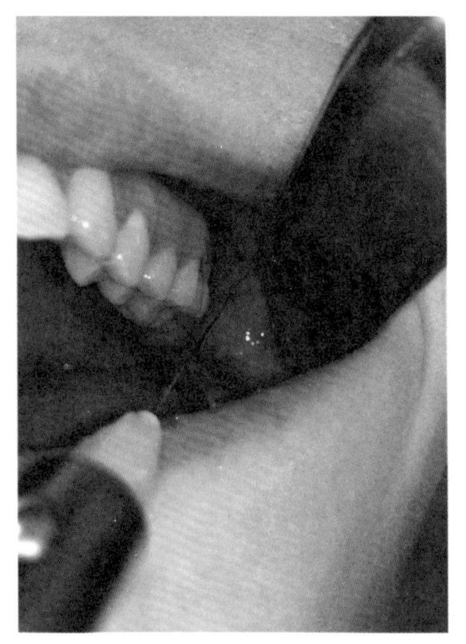

图2.7　Gow-Gates技术。

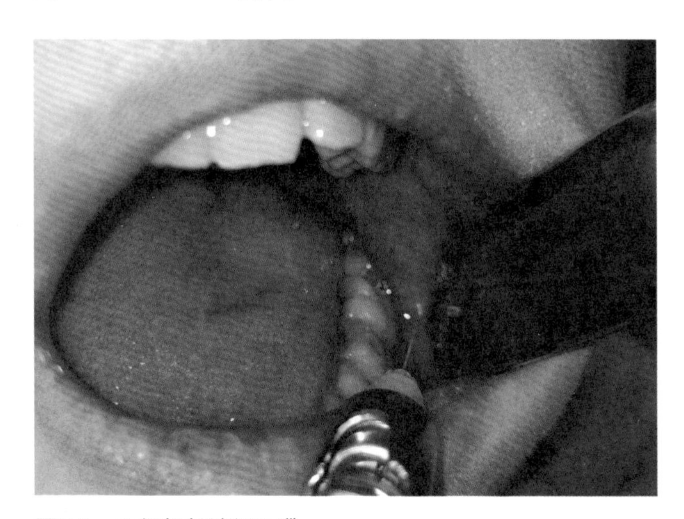

图2.8　下颌颊长神经阻滞。

（5）回抽注射针，确保针尖没有刺入血管内。

（6）缓慢注射麻醉液。缓慢的注射速度可显著缓解患者的不适。

（7）根据麻醉液的药代动力学特性，让局部麻醉剂有足够的时间麻醉组织，并监测患者有无任何不良反应。

2.5.2.5　颏神经阻滞

颏神经位于下颌骨第一前磨牙和第二前磨牙根部之间，因为它通过颏孔离开下颌骨。为牙龈和前磨牙区域前的黏膜、下唇和颏部提供感觉。

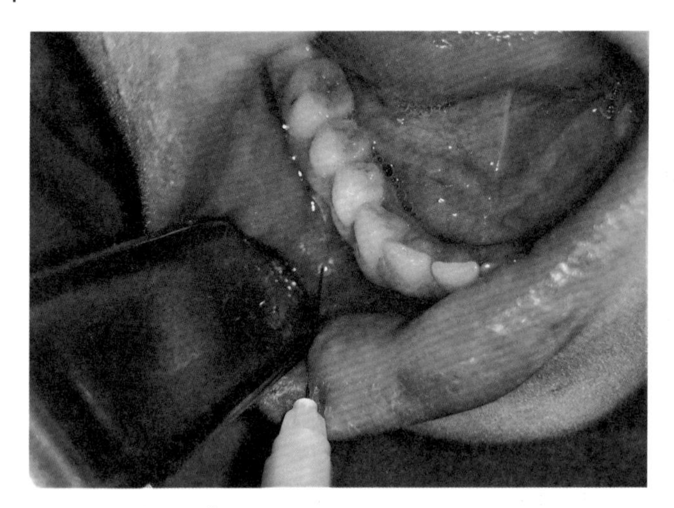

图2.9　颏神经阻滞。

（1）患者平躺在牙椅上，头部略微伸展和张口。

（2）牵拉颊侧黏膜，使其处于紧绷状态。

（3）将针头刺入第一前磨牙和第二前磨牙之间前庭最深处的黏膜中，深度约为2mm（图2.9）。该技术不需要针尖接触骨面。

（4）回抽注射针，确保针尖没有刺入血管内。

（5）缓慢注射麻醉液。缓慢的注射速度可显著缓解患者的不适。

（6）根据麻醉液的药代动力学特性，让局部麻醉剂有足够的时间麻醉组织，并监测患者有无任何不良反应。

2.5.3　上颌牙麻醉

三叉神经上颌支支配上颌牙、牙周组织和黏膜（图2.10）。该神经干通过圆孔离开颅骨，进入翼腭窝。翼腭窝发出的分支之一是**上牙槽后神经**，它穿过翼上颌裂进入颞下窝，下降到上颌骨的后表面，然后穿过上颌骨并支配上颌后部牙龈和牙齿。这条神经的分支支配上颌磨牙和这些牙齿的颊侧黏膜。

神经继续向前分支，形成**上牙槽中神经**，支配上颌前磨牙和相关的颊部牙龈。最后是**上牙槽前神经**，支配上颌切牙、尖牙和相关的颊部牙龈。

腭大神经和腭小神经起源于翼腭窝内的翼腭神经节。这些神经通过腭管下行。腭大神经通过腭大孔到达上颌骨的后表面，并产生分支，从中线到尖牙支配腭黏膜。腭小神经离开腭小孔支配软腭。

鼻腭神经从翼腭神经节向前穿过蝶腭孔，进入鼻腔。它先向前再向下移动，进入切牙管，通过切牙孔到达硬腭前部。鼻腭神经为尖牙和切牙的腭黏膜提供感觉。

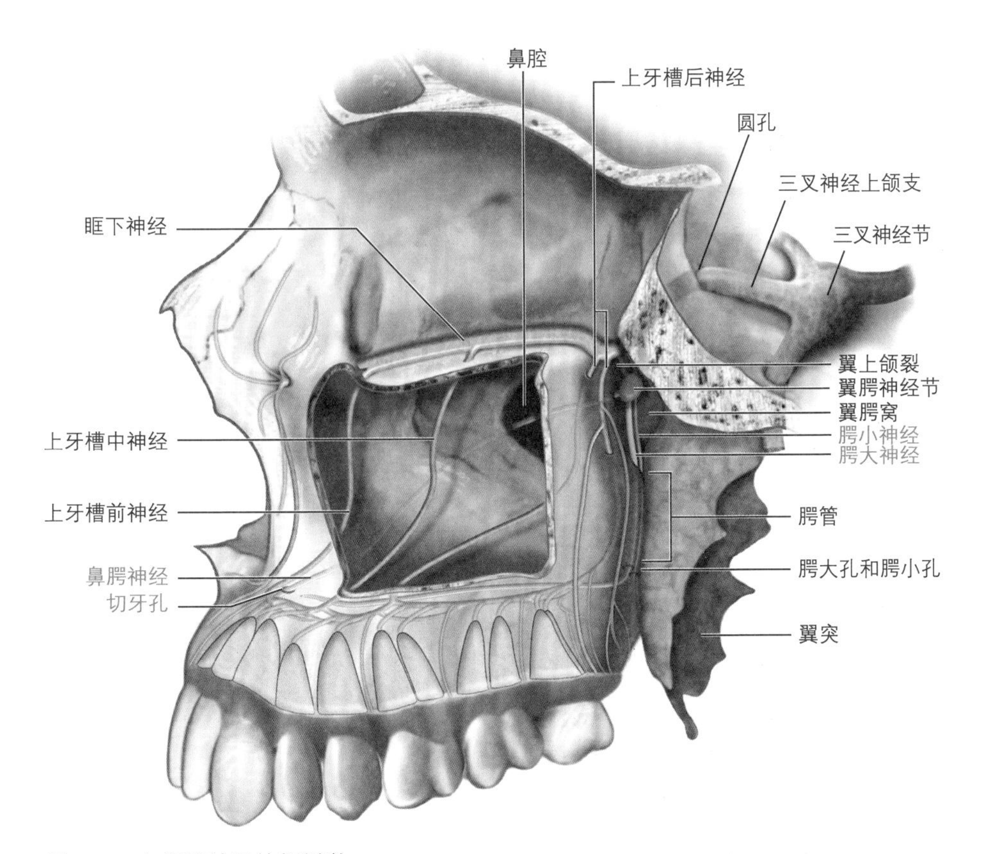

图2.10　上颌骨神经的解剖学。

2.5.3.1　腭大神经阻滞

腭大神经阻滞可用于从中线至尖牙区的上颌骨腭黏膜的麻醉。在大多数情况下，腭大孔在上颌第二磨牙附近或远端。

（1）患者平躺在牙椅上，头部略微伸展和张口。

（2）使用口镜柄或类似器械的后端，对上颌第三磨牙腭侧龈缘内侧1～2cm处的腭黏膜施加压力。

（3）将针头刺入该区域的黏膜（图2.11）。

（4）回抽注射针，确保针尖没有刺入血管内。

（5）缓慢注射麻醉液。缓慢的注射速度可显著缓解患者的不适。由于腭黏膜的角化性质，仅有少量的溶液可以注射到这个空间以产生麻醉。

（6）根据麻醉液的药代动力学特性，让局部麻醉剂有足够的时间麻醉组织，并监测患者有无任何不良反应。

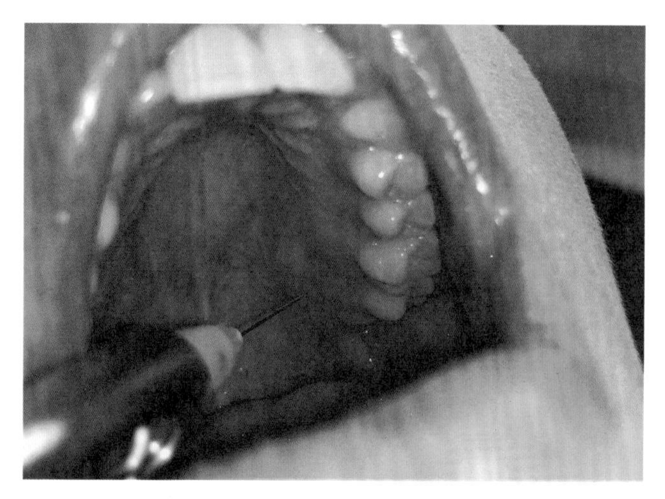

图2.11 腭大神经阻滞。

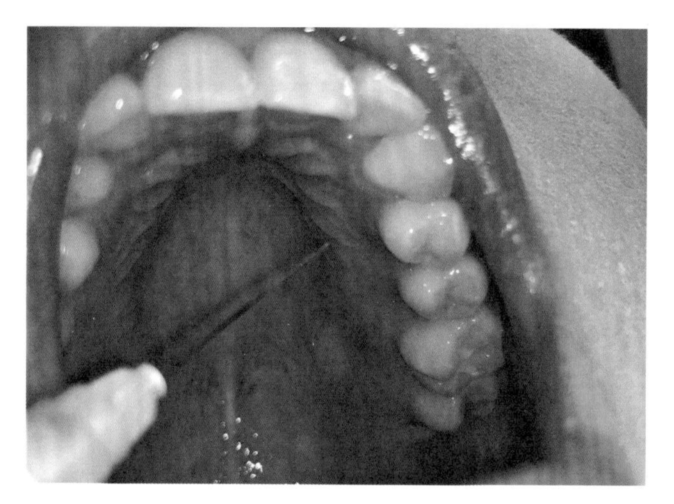

图2.12 腭侧浸润麻醉。

2.5.3.2 腭侧浸润麻醉

（1）患者平躺在牙椅上，头部略微伸展和张口。

（2）使用口镜柄或类似器械的后端，对注射部位附近的腭黏膜施加压力。

（3）将针头刺入腭黏膜的深处，靠近需要麻醉的牙齿（图2.12）。

（4）回抽注射针，确保针尖没有刺入血管内。

（5）缓慢注射麻醉液。缓慢的注射速度可显著缓解患者的不适。由于腭黏膜的角化性质，仅能向腭黏膜内注射少量溶液以产生麻醉。检查组织是否变白，可作为麻醉溶液成功渗透的证据。

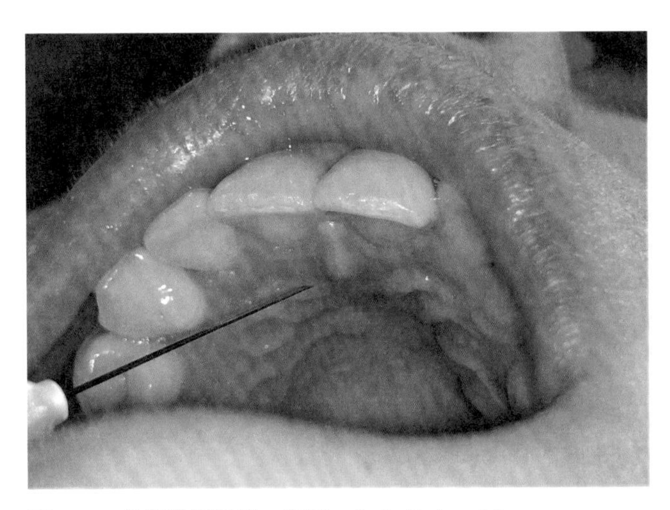

图2.13　鼻腭神经阻滞。来源：Seth Delpachitra。

（6）根据麻醉液的药代动力学特性，让局部麻醉剂有足够的时间麻醉组织，并监测患者有无任何不良反应。

2.5.3.3　鼻腭神经阻滞

鼻腭神经为上颌切牙和尖牙腭部牙龈提供感觉。鼻腭神经可以通过在切牙乳头周围注射局部麻醉剂来麻醉。

（1）患者平躺在牙椅上，头部略微伸展和张口。

（2）确定切牙乳头的位置。切牙乳头通常是中切牙后方隆起的中间结构。

（3）将针头刺入切牙乳头附近（图2.13）。

（4）回抽注射针，确保针尖没有刺入血管内。

（5）缓慢注射麻醉液。缓慢的注射速度可显著缓解患者的不适。由于腭黏膜的角化性质，仅能向腭黏膜内注射少量溶液以产生麻醉。检查组织是否变白，作为麻醉溶液成功渗透的证据。

（6）根据麻醉液的药代动力学特性，让局部麻醉剂有足够的时间麻醉组织，并监测患者有无任何不良反应。

2.5.3.4　上牙槽后神经阻滞

如果需要对上颌进行麻醉（例如，在拔除全部上颌牙时），可使用上牙槽后神经阻滞代替多次颊部浸润麻醉。这项技术与传统的颊部浸润的主要区别在于，麻醉液沉积的位置在上颌骨后面的颞下窝中，即上牙槽后神经干的走行位置。

（1）患者平躺在牙椅上，头部略微伸展和张口。

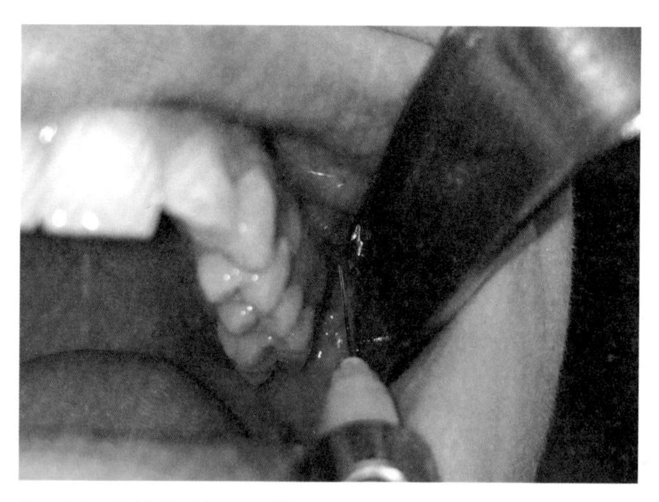

图2.14　上牙槽后神经阻滞。

（2）触诊颧骨支柱并记录其相对位置，通常位于上颌第一或第二磨牙上方。

（3）牵拉颊侧黏膜，使颊部牙龈、上颌结节和上颌牙的颈缘可见，并使颊部软组织绷紧。

（4）将针头插入上颌结节正后方的前庭黏膜，与咬合平面成45° 角（图2.14）。将其向前推进1～1.5cm。

（5）回抽注射针，确保针尖没有刺入血管内。

（6）缓慢注射麻醉液。缓慢的注射速度可显著缓解患者的不适。

（7）根据麻醉液的药代动力学特性，让局部麻醉剂有足够的时间麻醉组织，并监测患者有无任何不良反应。

2.6　局部麻醉的辅助方法

在某些拔牙的情况下，使用前述标准的浸润麻醉和阻滞技术可能难以获得完全麻醉。如果术中需要对单颗牙齿进行额外麻醉，则可采用以下方法。注意，不能单独使用这些方法来获得足够的麻醉而进行拔牙。

2.6.1　牙周膜注射

（1）将短针头插入牙周膜间隙。应该感觉到针“楔入”牙齿和牙槽骨之间的空隙，这是确保将麻醉液输送到正确位置所必需的。

（2）注射麻醉药物。需要在注射针上施加较大的压力将溶液注射进去。由于牙周膜空间非常小，因此使用该技术只能注射极少量的溶液。

（3）在牙齿周围至少4个位置重复上述操作。

（4）根据麻醉液的药代动力学特性，让局部麻醉剂有足够的时间麻醉组织，并监测患者有无任何不良反应。

2.6.2　髓腔内注射

髓腔内注射适用于患者的牙齿已经被部分切割且在插入器械或继续切割牙齿时感到疼痛的情况。顾名思义，髓腔内注射是将麻醉药物注射到髓室以直接麻醉牙髓组织。

（1）患者坐在牙椅上，允许足够的光线照进牙髓。

（2）牵拉软组织使针插入的髓室可见。

（3）将短针头插入髓室（图2.15）。

（4）将局部麻醉剂注射到牙髓。由于牙髓室的体积很小，仅需1分钟的麻醉注射即可实现牙髓麻醉。可能需要在注射针上施加较大的压力，以便将溶液输送到髓室。

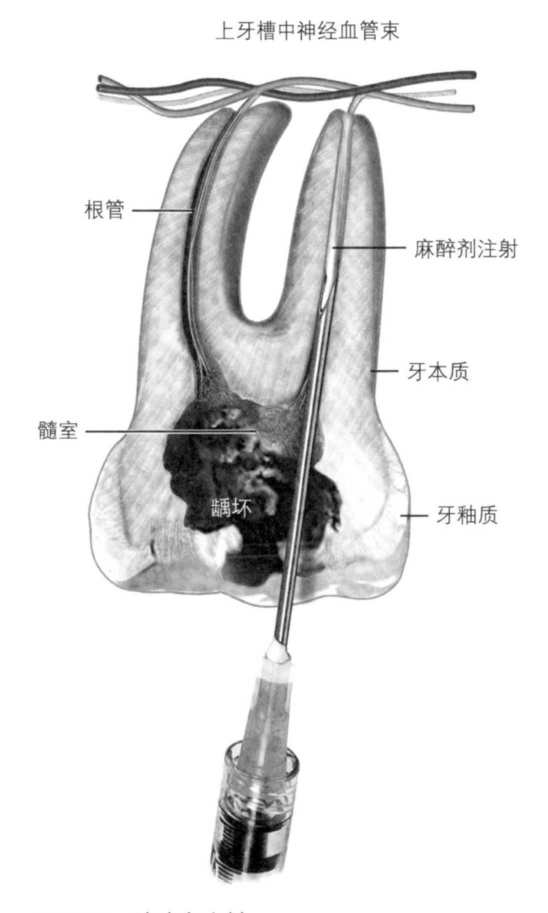

图2.15　髓腔内注射。

（5）根据麻醉液的药代动力学特性，让局部麻醉剂有足够的时间麻醉组织，并监测患者有无任何不良反应。

2.7 麻醉失败的原因与对策

注射局部麻醉剂的目的是防止患者在手术时感觉到疼痛。麻醉失败的原因有很多，但是大多数病例是由于技术不佳：

- 患者的焦虑症和牙科恐惧症。
- 牙髓或周围组织局部炎症。
- 局部解剖变异。
- 牙齿或周围结构的副神经支配。
- 皮质骨厚，阻止麻醉药物扩散。
- 麻醉药物剂量不足。
- 麻醉起效时间不足。

接受局部麻醉的患者的一个常见误解是认为在手术过程中将没有任何感觉。如果患者没有被充分告知麻醉只是抑制局部疼痛信号，他们可能会将颌骨上的任何推力感觉视为麻醉失败。焦虑和牙科恐惧也会加剧对疼痛和其他无害刺激的体验感。应告知患者，虽然深度麻醉可抑制局部疼痛信号，但这并不扩大到可以减轻整个下颌骨和上颌骨的压力感觉。尽管有预先警告，但如果患者仍然不能耐受手术，则可能需要其他麻醉形式。

麻醉不足也可能与技术不当或解剖变异有关。在实施下牙槽神经阻滞时，有许多解剖变异可能导致麻醉失败。下颌升支扩张、下颌副孔或下颌孔位置异常可能会影响阻滞效果。麻醉药物渗透失败也可能是由局部解剖因素造成的，例如皮质骨板较厚或外生骨疣限制了麻醉药物扩散。

在某些情况下，下颌牙可能受到下颌舌骨神经的辅助感觉神经支配。该神经在进入下颌孔之前从下牙槽神经分支。主要功能是作为下颌舌骨肌的运动神经，但也可能携带感觉纤维，为下颌磨牙提供神经支配。由于该神经分支位于翼下颌间隙的上方，传统的下牙槽神经阻滞可能无法充分麻醉下颌牙。在这种情况下，当术者确信下唇和颏部已麻醉，且已获得足够的颊部麻醉时，可以使用牙周膜注射形式的额外局部麻醉来解决这种解剖变异。

局部感染、牙周脓肿和炎性水肿可显著降低局部麻醉的效果。在溶液中局部麻醉分子以两种形式存在：一种是不能穿过神经膜的电离形式，另一种是能穿过神经膜的结合形式。经历炎症或感染过程的组织可能更具酸性，增加了注射的麻醉分子的电离形式与结合形式的比例。溶液中较少的分子能有效地阻断电压门控制Na^+通道，因此其麻醉效果降低。使用含有碳酸氢盐缓冲液的麻醉药物可以减少电离作用，从而提高麻醉效果。

牙髓组织处于炎症状态或“急性牙髓炎”，或由于炎症介质的存在而导致痛觉过敏和神经敏感性，导致无法充分麻醉牙齿。在这些情况下，可能需要额外形式的麻醉以减轻患者疼痛。

剂量不足是失败的一个常见原因。对于普通牙科和修复性牙科，通常倾向于使用尽可能少的麻醉。从患者的角度来看，其优点是感觉缺失的持续时间较短，产生心动过速的可能性较小，并且需要的注射量较少。然而，当使用局部麻醉进行牙拔除时，需要更深入的麻醉，临床医生在计划剂量和注射时应牢记这一点。麻醉技术必须确保组织充分麻醉，并且术后在局部麻醉效果消失之前有足够的时间让止痛药开始起效。

第3章
基本手术器械
Basic Surgical Instruments

一个完整的手术器械托盘对于安全、有效地进行拔牙必不可少。手术托盘上的各种器械对于拔牙都有其特定的作用。因此，了解各种器械的正确适应证、使用方法和局限性，对于降低手术失败率或由过长手术时间引起的风险能起到重要作用。虽然有各种各样的器械可供选择，但通常一套基本的器械就足够了，意识到这一点可以为外科医生节省大量的执业成本。本章介绍了在牙槽外科手术中应该熟悉的各种器械，并概述了其名称、适应证和使用说明。

与任何外科手术一样，在进行拔牙手术时，充分的预先计划是至关重要的。确保口腔外科医生已经准备好所有设备和器械，并能方便地拿到，这样可以节省手术时间。这对于局部麻醉下的拔牙手术尤其重要，因为适当地使用器械和尽量减少手术时间可以大大改善患者的舒适度和耐受性。

一般来说，拔牙手术器械可分为以下几类：

- **拉钩**。用于牵拉并保护软组织和改善手术视野的器械。
- **牙挺、微创拔牙刀和牙周膜分离器**。用于破坏牙周膜，促使牙齿脱离牙槽窝的有柄器械。
- **牙钳**。用于钳住、摇动和脱位牙齿或牙根的钳式工具。
- **辅助性软组织器械**。拔牙术中和术后用于操作软组织的器械。
- **缝合器械**。用于创口缝合、软组织缝合的专业器械。
- **外科吸引器**。可安全、有效地用于手术部位的吸液和冲洗装置。
- **外科手机和钻**。专门设计用于牙槽外科手术的钻。

3.1 拉钩

明尼苏达拉钩是口腔外科医生在手术过程中使用的一种多功能工具（图3.1）。宽

Principles of Dentoalveolar Extractions, First Edition. Seth Delpachitra, Anton Sklavos and Ricky Kumar.

Companion website: www.wiley.com/go/delpachitradentoalveolarextractions

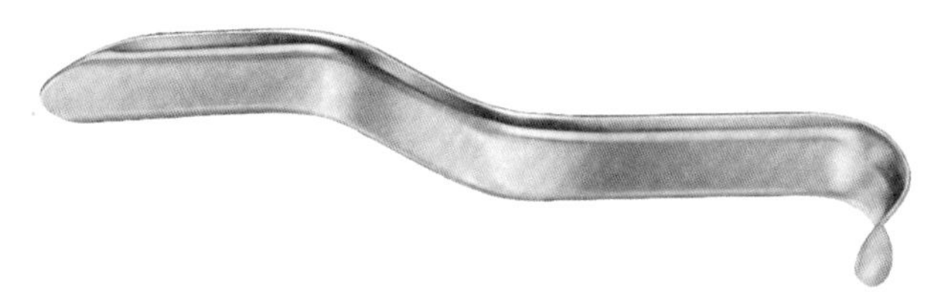

图3.1 明尼苏达拉钩。使用时只需要轻轻用手指握住。握力过大会减少器械的触觉反馈，增加术者牵拉时的疲劳感，并导致拉钩尖部造成不必要的软组织损伤。来源：KLS Martin。

而平。一端弯曲，可用作唇侧牵拉，另一端扁平而尖，常用于黏骨膜瓣的牵拉。用非优势手采用手握式进行牵拉，食指和中指握在器械的前面，拇指放于器械的背面，与其他手指相对。锋利的末端只能压在硬组织上，因为对软组织的过大向下压力会导致黏膜或牙龈撕裂。

口腔外科医生的助手在口腔外科手术过程中使用**金属颊拉钩**来牵拉唇部和改善手术通路（图3.2）。它是根据其结构命名的，由一个大规格的不锈钢线弯曲而成，在两端产生一个弯曲的拉钩。缝合时，当术者双手同时操作时，此器械特别有用。

舌拉钩仅在全身麻醉的情况下使用（图3.3）。它有一个大而宽的叶片成直角连接在手柄上。可以很好地牵拉舌侧软组织以达到改善视野的目的，但对清醒的患者来说极度不适，并容易引发咽反射。

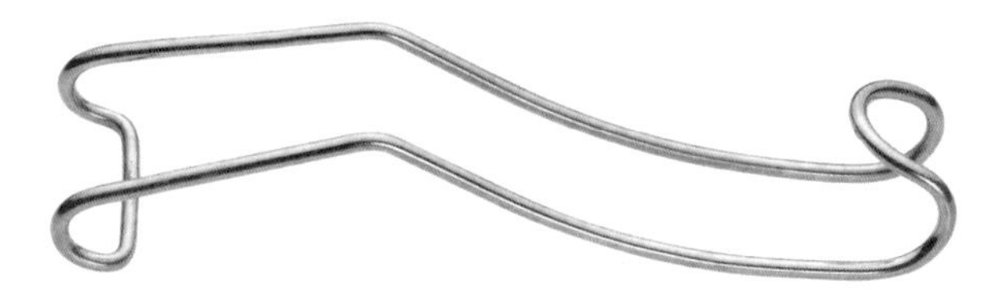

图3.2 金属颊拉钩。这种器械通常由口腔外科医生的助手牵拉。一个主要的限制作用是它在使用时倾向于从口腔滑走。轻轻地握在手掌上，向外、向下牵拉，有助于贴住唇颊侧黏膜，减少拉钩的滑动。来源：KLS Martin。

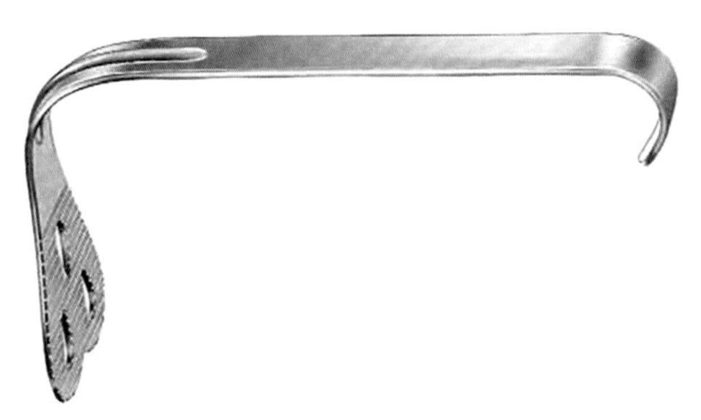

图3.3 舌拉钩。该器械较大，如果使用不当，可能会损坏前牙。插入时叶片应平行于咬合平面，进入口腔后，将器械旋转90° 压在舌部。来源：KLS Martin。

3.2　牙挺、微创拔牙刀和牙周膜分离器

这些器械被设计成可对牙齿施加单向力。这种力通常可以达到切断牙周膜，但在特殊情况下，也足以使牙齿完全脱离其牙周支持组织。所有牙挺的基本结构均相同（图3.4）。

挺柄的设计符合术者的手掌和手指的人体工程学原理。临床上有不同类型的手柄可供选择，这些手柄是根据器械的尖端能够安全地施加到硬组织上的力的大小而精心设计的。T型手柄在现在的临床工作上已经不常见了，因为它可能会对牙齿和骨组织施加过度的力，从而导致组织损伤。

挺杆是挺柄和挺刃之间的部分。可以是直的，也可以是成角的，这取决于器械的功能。较短的柄便于控制，但在后牙区操作时具有明显的局限性；相反，较长的柄可能更难以控制，但后牙区手术入路更方便。

挺刃是牙挺的主要功能部分。形状不一的刃，每种都有其功能价值。一个薄而扁平的尖端，其功能类似于精细的微创拔牙刀，在牙齿和牙槽骨之间楔入以破坏牙周膜。Warwick-James弯曲的钝刃对拔除上颌第三磨牙特别有用，提供一个远颊的倾斜力，并引导牙齿沿其牙根长轴脱位。尖锐的刃，例如Cryer牙挺，被设计成楔入牙齿根侧表面的一个高点，并提供一个强大的冠根向力。

在使用牙挺时，可以应用3个生物力学原理（图3.5）：

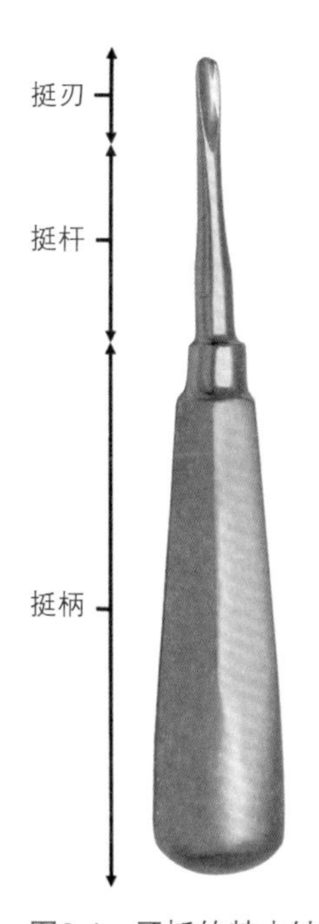

图3.4　牙挺的基本结构。

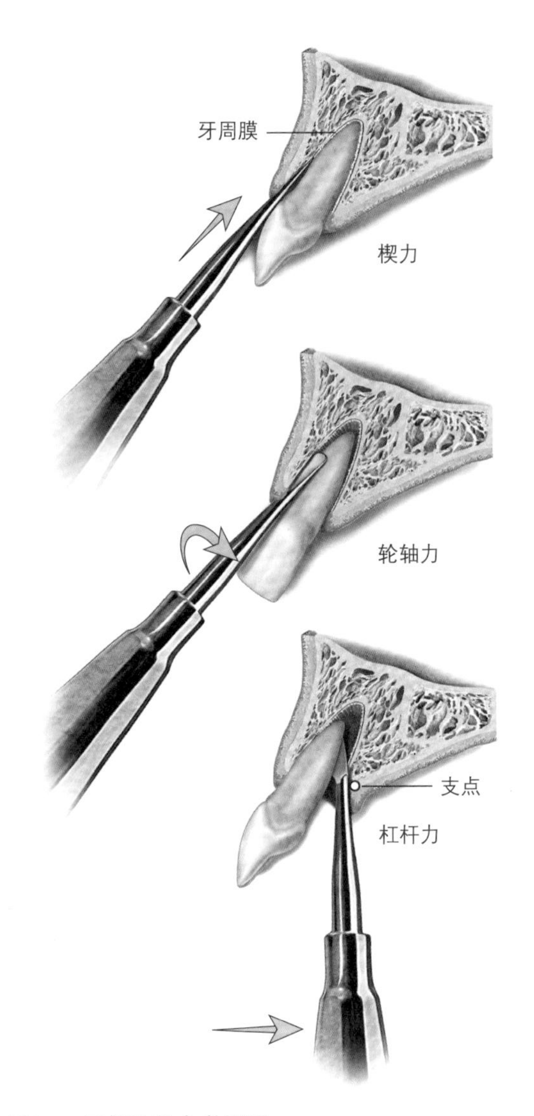

图3.5 牙挺生物力学原理。

- **楔力**是使用具有尖锐锐角的器械，利用向下的力来分裂或分割物体。常见于使用牙周膜切割刀或微创拔牙刀来扩大牙周膜间隙。使用楔力是分离牙周膜的最好方法，但应注意掌握施加于器械的力度，因为过度用力容易发生滑挺，从而导致严重的软组织损伤。
- **轮轴力**是沿着牙挺长轴，通过挺刃施加至根部。这是牙挺最常见的生物学原理。虽然牙挺施加旋转的作用力相对安全，但务必记住，通过牙挺的轮轴力可产生两个方向力的传播（挺刃和牙挺长轴上），而且当力作用到拔牙窝时，要求骨质必须具备一定的强度以承受轮轴力。过大的轮轴力可导致下颌骨骨折。同样，在拔牙过程中，并不总是沿着牙挺长轴施加轮轴力，这可能会导致牙折断。

表3.1　牙挺使用的一般原则

（1）在使用杠杆力、轮轴力或楔力时，避免使用过度的、不受控制的力
（2）不要将牙挺放在牙齿之间，应放在牙齿和牙槽骨之间
（3）针对正确的适应证，以正确的方式使用合适的器械
（4）使用牙挺拔牙时确保有一个稳定的支点
（5）用非优势手的手指保护邻近组织，握住牙槽骨的颊板和舌板/腭板，以防止器械滑脱和缓冲过度的力量

• **杠杆力**是将挺刃放置在牙根与牙槽骨之间，使挺柄和挺刃位于支点的两侧，支点形成于挺柄和牙槽骨之间。利用杠杆运动对牙根施加向上的力，并能使其脱离牙槽窝。然而，在日常拔牙时应尽可能避免使用杠杆力。首先，不恰当地对牙挺施加垂直的杠杆力，可能会使器械断裂。其次，挺杆以牙槽骨为支点会损伤牙周围薄的牙槽骨，影响牙槽窝的愈合。

牙挺使用的基本原则在表3.1中描述。

表3.2中列出了常见的牙挺类型及使用说明。

表3.2　常用的牙挺类型和使用说明

牙挺名称	图像	特点	使用方法
微创拔牙刀/牙周膜分离器	5mm	挺杆笔直，挺刃锐利、弯曲，可提供不同宽度（3mm、5mm）	切断牙周膜，扩大牙槽窝，缓慢挺松患牙，拔除牙根
Coupland 2号牙挺	2.5mm	挺杆笔直，挺刃较钝、弯曲	挺松患牙

续表

牙挺名称	图像	特点	使用方法
Cryer挺（左、右）	8.2mm 8.2mm	挺杆成角弯曲，挺刃呈三角形	在牙齿上借用一个支点以提供较大的力
Warwick-James挺	2.2mm 2.2mm	挺杆成角弯曲，挺刃呈圆形，似“高尔夫球杆”	抵住牙齿上的一个支点以提供适度的定向力
根尖挺		挺刃薄、小，有轻微弯曲的直尖端，挺杆成角弯曲	进入断根的根尖区域，在牙槽骨和牙根之间操作以提供轻柔的脱位力

来源：KLS Martin。

3.3 牙钳

牙钳是拔牙的基本工具。如果使用得当，它可以同时在牙齿和牙槽骨之间提供脱位的楔力，允许拔牙窝缓慢扩大，沿长轴移动牙齿，并钳住和脱出牙齿。

使用牙钳时要同时发挥多个功能有一定的难度，必须在通过器械施加的挤压力、扭转力和杠杆力之间保持协调平衡，并且必须在拔牙时使用位置正确且用力得当。例如，早期用过大的力钳住牙冠可能会导致牙冠断裂，从而必须改用外科拔牙方法。同样，在没有足够抓握力的情况下施加扭转力会导致拔牙效率降低。这些力的平衡掌握只能通过时间、反复练习和密切体会牙钳对硬组织的作用来提高。

与牙挺一样，所有的牙钳都有相同的基本结构。一般来说，牙钳都是短喙的（图3.6）。

钳柄很长，通常有纹理且不易打滑，被设计成可以握在手掌中，一边用拇指固定，另一边用其他手指固定。这种设计允许术者在钳柄上施加最大的握力，以便将该力传递到钳喙和牙齿。钳柄比钳喙长，当使用旋转运动时，可以增大围绕牙轴施加的力。

牙钳关节使牙钳能自由打开和闭合。随着时间的推移，牙钳维护不当可能会导致牙钳关节松动，从而降低器械的功效。**英式**牙钳的关节水平指向手柄，而**美式**牙钳的关节垂直指向手柄。虽然每种款式的钳喙都是相似的，但牙钳关节方向可能会改变通过牙钳施加力的方向。

钳喙是牙钳最重要的可变部件。从概念上讲，每个凹喙都应该被认为是一个牙挺，是锋利的，并且被设计成包裹在牙根表面的一个面。因此，当这些钳喙一起使用

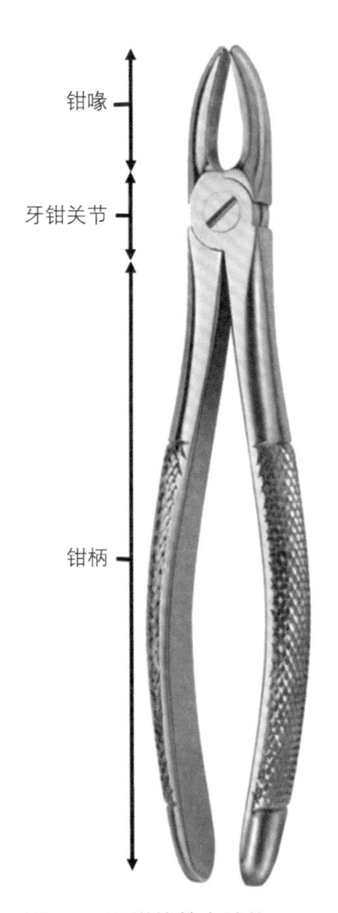

图3.6　牙钳的基本结构。

表3.3　牙钳使用的一般原则

（1）根据钳喙的形状和轮廓，为要拔的牙齿选择正确的牙钳
（2）用手掌正确握住牙钳，并以正确的姿势站立，最大限度地发挥肩部和肘部的生物力学作用
（3）将牙钳用在牙齿上，使钳喙的最大表面积紧贴釉牙骨质界
（4）适当地平衡楔力、轮轴力和杠杆力

时，钳喙应该几乎完全包绕在牙齿的牙釉质交界处。钳喙的方向与钳柄轴向相同或成一定角度（最大为90°），这取决于牙钳的用途和被拔除牙齿的位置。因此，拔牙时正确选择牙钳完全取决于喙的设计。根据钳喙与牙根结构的最佳匹配度，以及牙齿在口腔中的位置、患者的位置选择最合适的牙钳，以最大限度发挥生物力学优势。

表3.3描述了牙钳使用的一般原则。

临床中有很多种牙钳可供选择，它们有不同的喙和角度方向（表3.4）。

表3.4　常见的拔牙钳设计

牙钳	美式	英式
上牙直钳	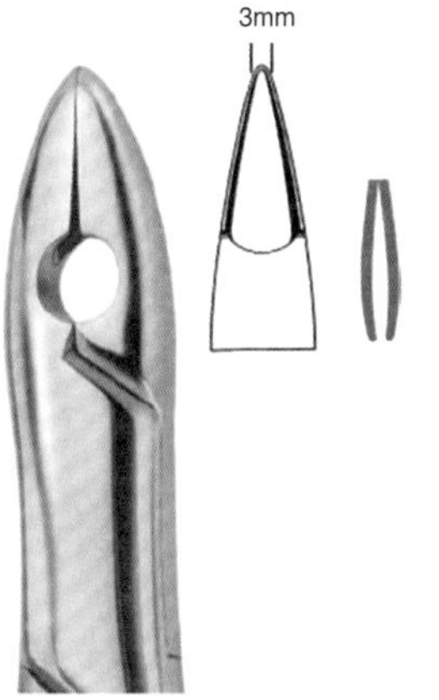 3mm	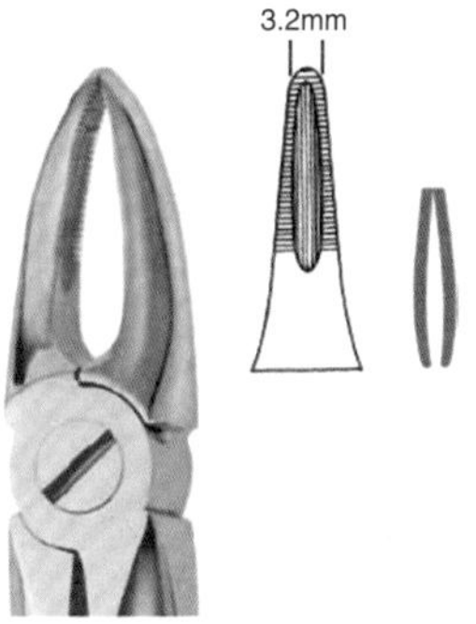 3.2mm
上牙通用钳	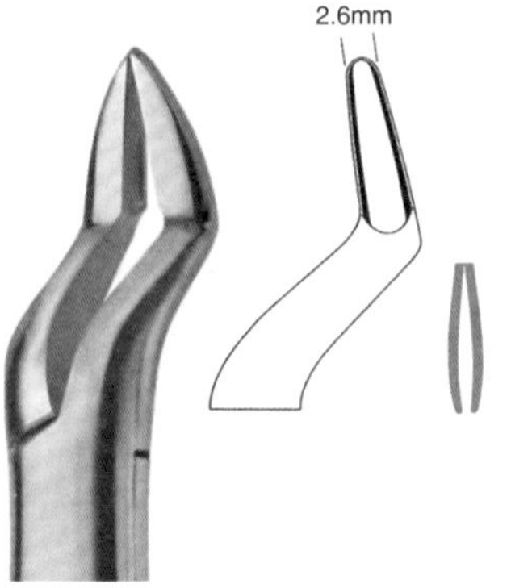 2.6mm	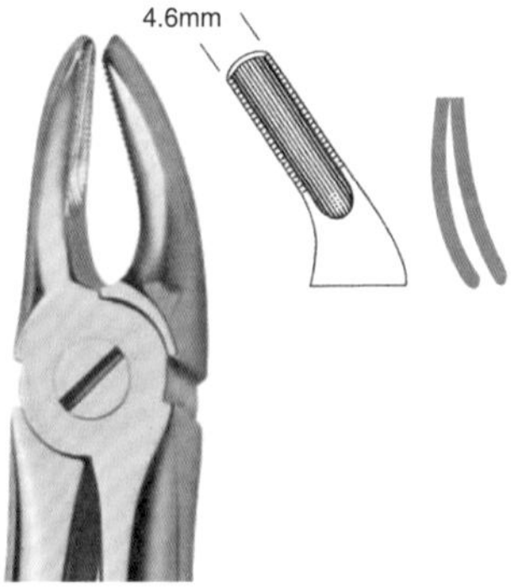 4.6mm

续表

牙钳	美式	英式
上磨牙钳（左）	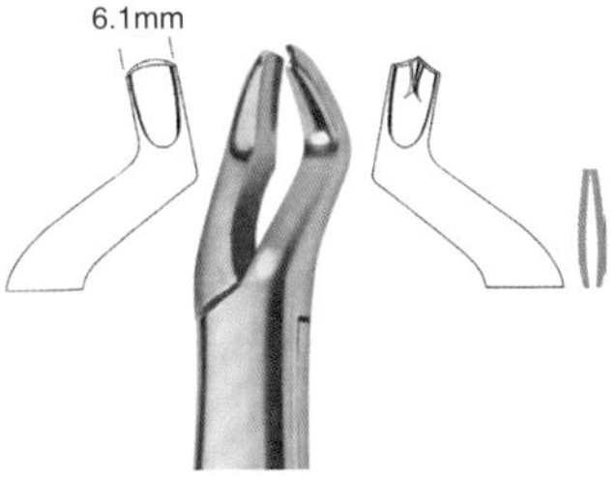 6.1mm	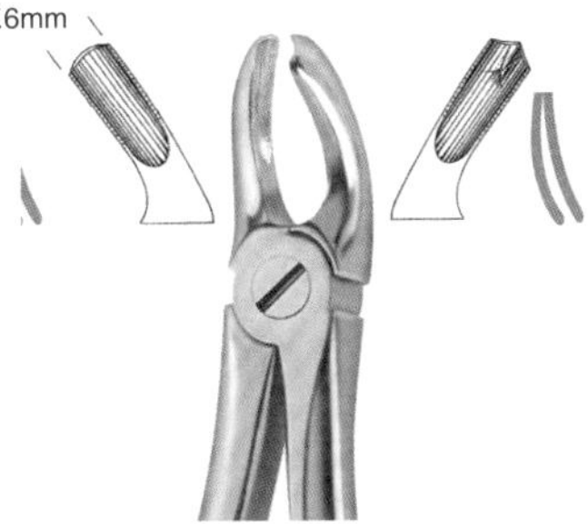 7.6mm
上磨牙钳（右）	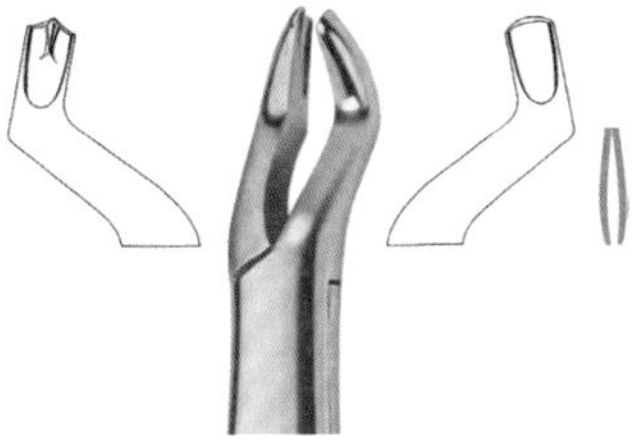	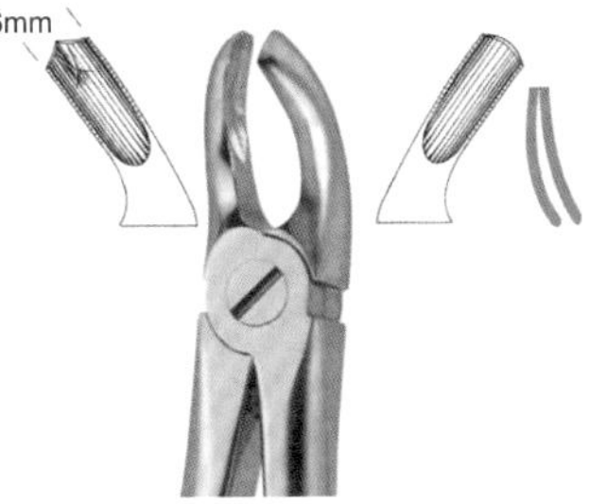 7.6mm
下牙通用钳	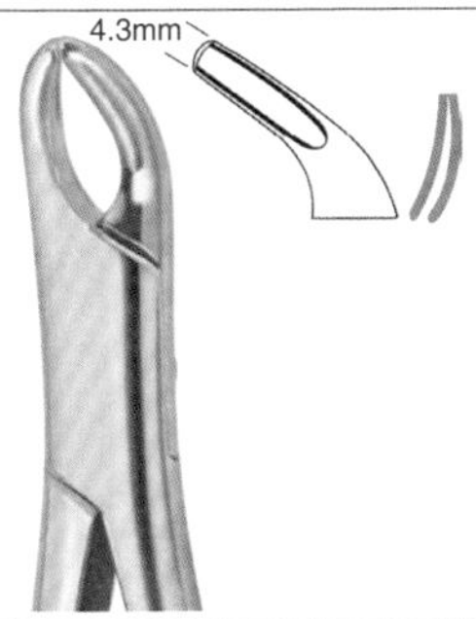 4.3mm	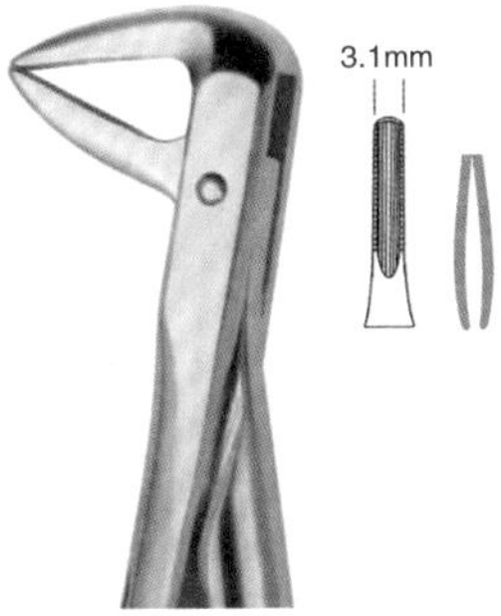 3.1mm
下牙鹰嘴钳	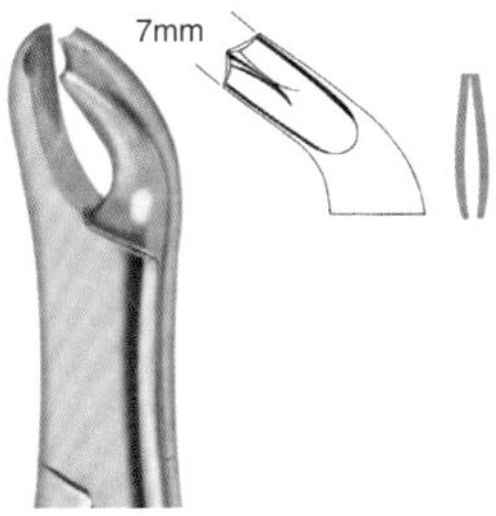 7mm	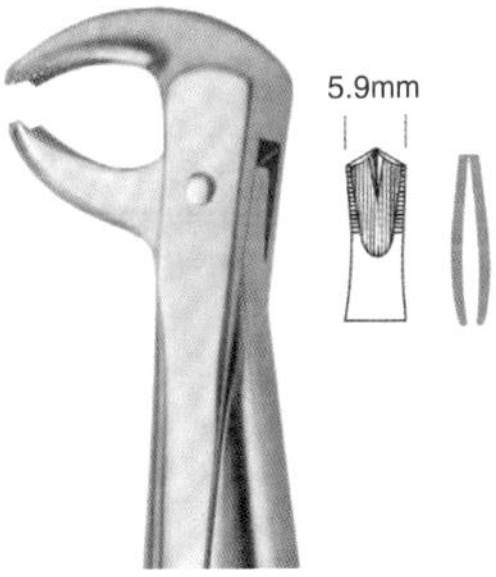 5.9mm
牛角钳	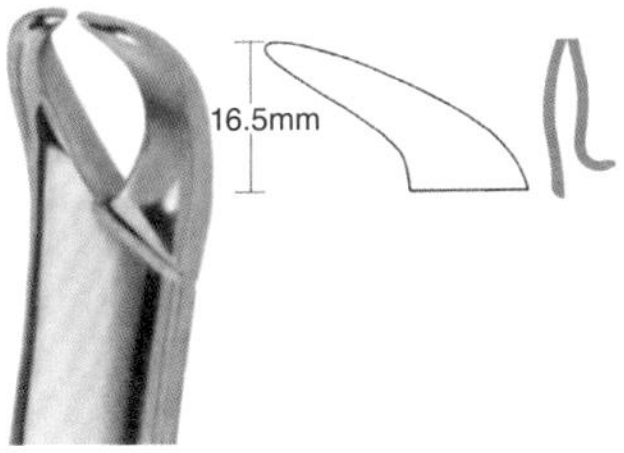 16.5mm	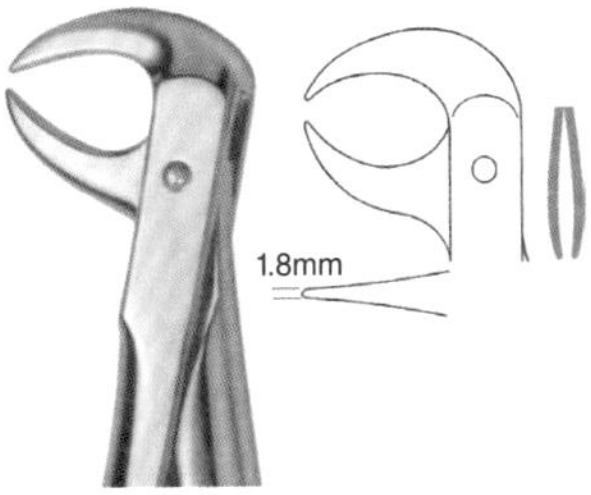 1.8mm

来源：KLS Martin。

3.4 辅助性软组织器械

拔牙的过程通常不仅仅是拔牙。在拔牙之前，可能需要对软组织进行操作，以获得足够的手术视野，然后才能将牙挺或牙钳应用到牙齿上。牙齿脱位后拔牙窝内可能有碎片或病变，需要进行清创或清除，以确保术后满意的愈合效果。

手术刀是切割口腔内牙周围软组织的主要工具（图3.7）。在选择用于口腔的切割器械时，一个关键的考虑因素是器械易于控制，因为较大的器械可能会对周围的邻近软组织（例如唇和颊）造成损害。虽然有多种手术刀手柄和刀刃配置可供选择，但3号或7号刀柄和15号刀片容易控制且可以在口内安全使用。

骨膜分离器被用来将黏骨膜瓣从骨面上翻开，以便进入龈下根部或在拔牙之前显露牙槽骨。虽然有多种设计可供选择，但Molt骨膜分离器是最适用于口腔的（图3.8）。它的两端设计为一个尖锐、扁平的表面和一个弧形、弯曲的表面，对剥离牙槽嵴上的牙龈很有用。

Mitchell修整器曾被用作预备牙冠，但现在更多地用于口腔小手术，作为刮除软组织的工具（图3.9）。它是一种长柄的双端器械，一端是勺形的，小到足以摘除根尖囊肿或清除拔牙窝中的碎片；而另一端是锥形的直角尖端，可用于刮除尖锐的牙槽骨边缘。

刮匙是一种常见的双端手术器械，它有两个彼此成相反角度的刮刃，可以像Mitchell修整器一样用来清除拔牙窝或摘除根尖囊肿（图3.10）。刮匙在澳大利亚基本的拔牙器械中很难找到，因为它已经被Mitchell修整器替代。

爪状–盘状雕刻刀是一种牙科修复工具，现已成为牙槽外科手术的一个特征工具

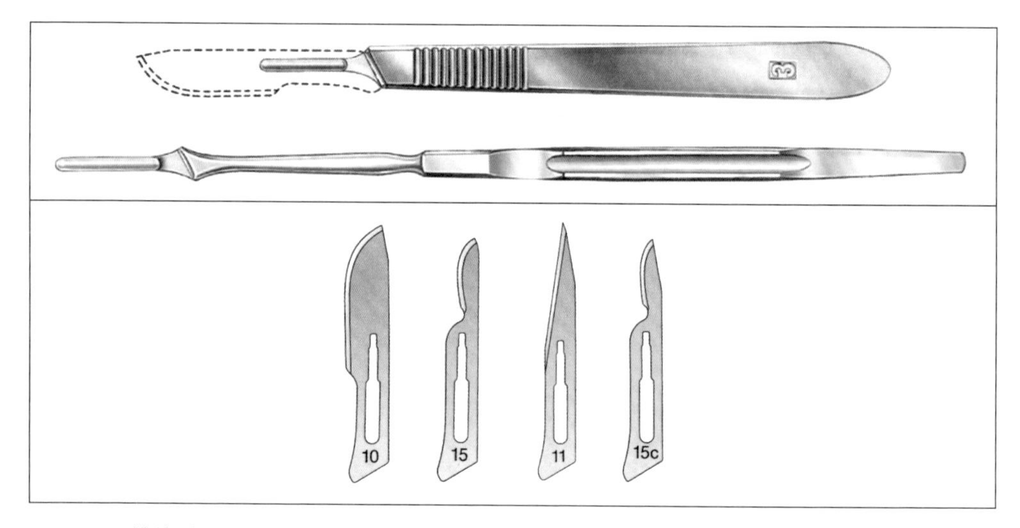

图3.7　牙槽外科手术中常用的刀柄和刀片类型。来源：KLS Martin。

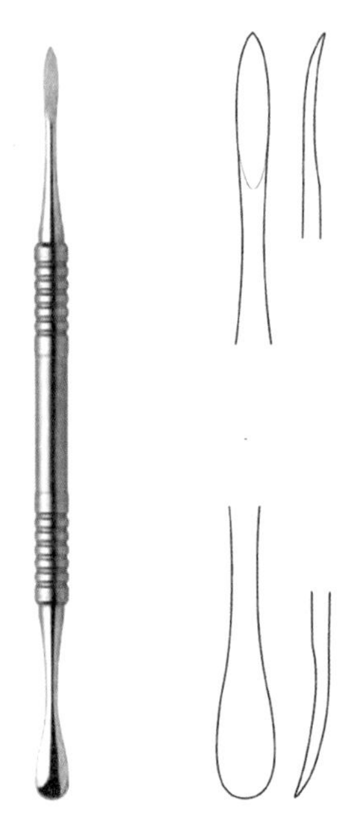

图3.8　Molt骨膜分离器。器械的两端都有两个表面：一个是弧形的，另一个是相对扁平的。弧形表面应指向软组织，而扁平、尖锐的表面应指向牙槽骨。尖端可用于先翻开龈乳头，这样更容易剥离黏骨膜瓣，且防止黏骨膜瓣撕裂。来源：KLS Martin。

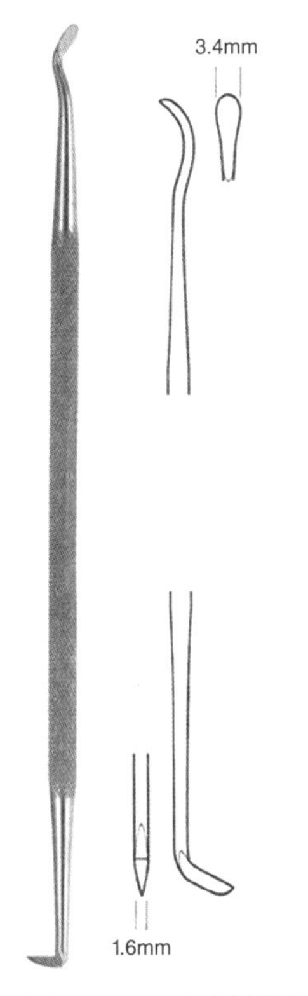

图3.9　Mitchell修整器。来源：Laurence Jordan, Francois Bronnec, Pierre Machtou。

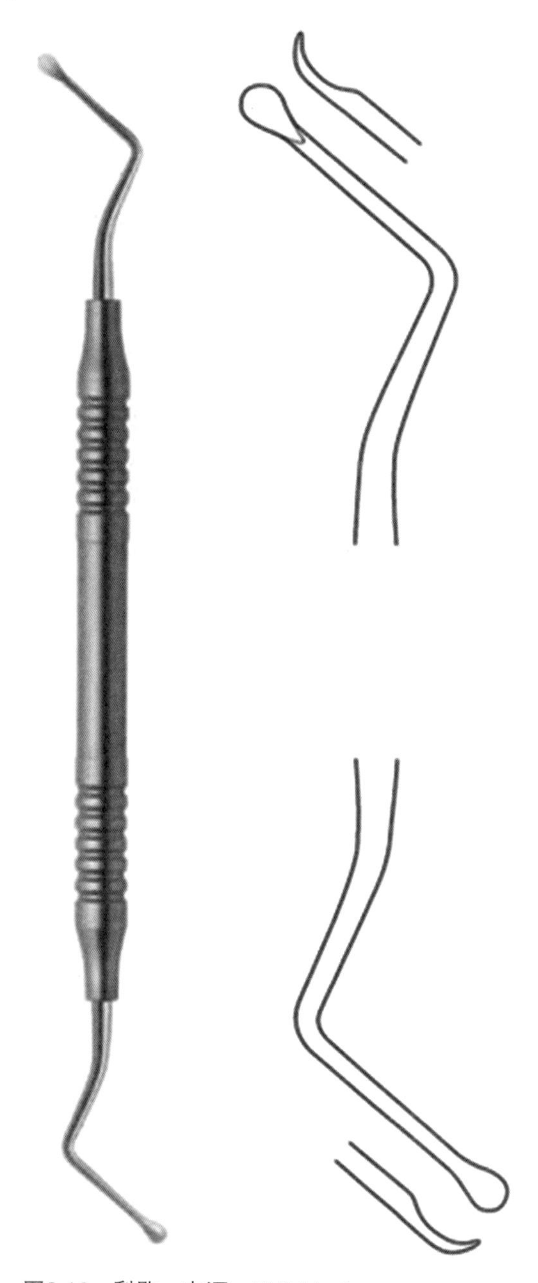

图3.10　刮匙。来源：KLS Martin。

（图3.11）。这种精美的双端工具有一个爪状末端和一个盘状末端。它是进入和清创牙槽窝受限根尖区域的理想选择，因为其他刮除工具可能过大。

弯血管钳是一种多用途的钳取器械，可用于从拔牙窝取出游离的骨块或牙齿碎片（图3.12）。仪器的末端是钝而弯曲的，工作端呈锯齿状。

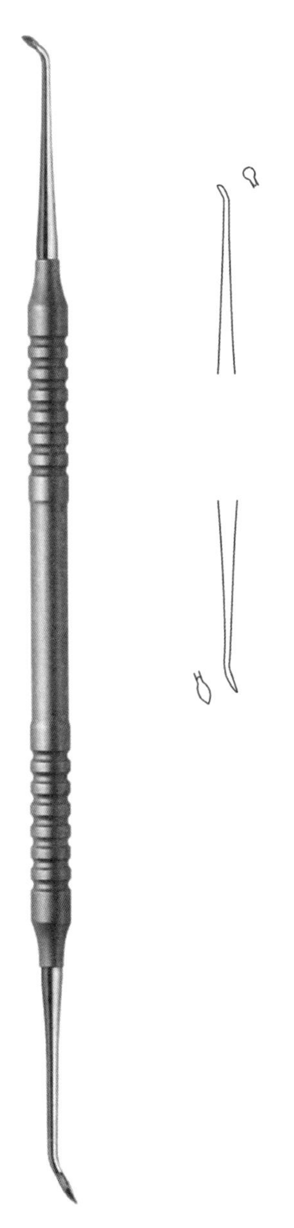

图3.11　爪状-盘状雕刻刀。来源：KLS Martin。

3.5　缝合器械

在拔牙过程中，软组织可能会被有意或无意地破坏。因此，操作和缝合软组织的器械构成了口腔外科基本器械的重要组成部分（图3.13）。拔除多颗牙齿或外科拔牙术后都需要进行软组织缝合，同时对于患有全身系统性疾病的患者来说，软组织缝合对良好的创口关闭或止血也是至关重要的。

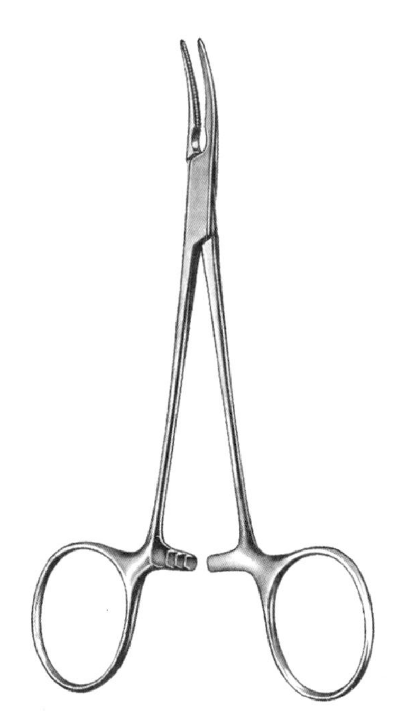

图3.12 弯血管钳。来源：KLS Martin。

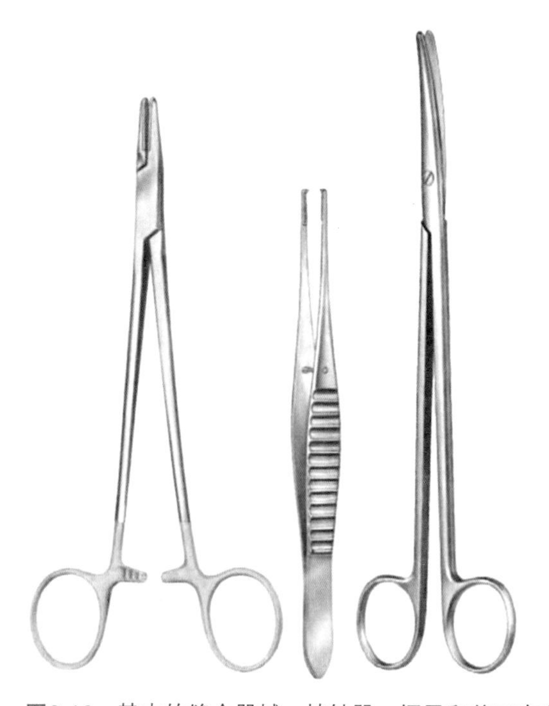

图3.13 基本的缝合器械。持针器、镊子和剪刀有各种不同的尺寸。由于牙槽外科手术是在患者口内进行操作的，尺寸过大的器械难以进入口内后侧。尖部较细的持针具有良好、灵活的操作性和对软组织的控制性。来源：KLS Martin。

持针器是特制器械，其重要特点包括：

- 指环手柄设计，便于口内操作。
- 锯齿，使器械在不施加作用力时保持固定缝针。
- 一个交叉十字形的工作界面，控制缝针操作的角度范围。

正确使用持针器和缝针，可减少因过度操作导致的口腔黏膜和牙龈的损伤。口腔外科最常用的设计是Mayo-Hegar持针器。年轻牙医在临床上容易犯的严重错误是使用血管钳代替，以减少购买持针器所产生的费用。这是不提倡的，因为血管钳不能提供足够的钳抓力以控制缝合针，这可能导致操作过程中缝针折断或在口腔内滑脱。

Gilles医用镊子是夹持牙周围软组织的器械，可用于协助拉拢伤口和缝合。它是口内操作的理想器械，因为该器械外形轮廓笔直、尺寸小、工作端狭长、尖端锯齿交叉，可以夹住光滑的口腔内牙周围软组织。使用握笔式，即用拇指和食指控制器械的尖端。

虽然没有口腔缝合特制的剪刀，但合适的**缝合剪刀**应该有足够的手柄长度以进入口腔后部，避免意外损伤口腔组织，切割部分的刀片呈线条性，以直视下剪断缝线。

缝线的材料、针型和尺寸多种多样（表3.5）。一般来说，缝合材料是根据材料的类型（合成与天然）、被组织再吸收的能力、大小和结构（单股与多股编织）进行分类的。虽然使用的缝合类型在很大程度上取决于口腔外科医生的偏好，但每个特征对术中处理和术后愈合都有显著影响（表3.6）。中型（3-0或4-0）可吸收缝线和3/8弧圆针一般可用于小的牙槽外科手术（图3.14）。

3.6　外科吸引器

良好的外科吸引器对任何拔牙术都是至关重要的，不仅可提供良好的手术视野，还可以作为紧急气道管理的重要安全措施。细的（直径2mm）Frasier式抽吸头连接到高容量的抽吸口上，具有很好的可操作性，并能让手术助手快速清除手术部位的碎片和液体（图3.15）。牙科中使用的传统低容量和高容量吸引装置已不适合牙槽外科手术。

表3.5　口腔常用的缝线材料（按特征和细丝类型分类）

缝线材料							
可吸收				不可吸收			
单股		多股编织		单股		多股编织	
肠线（普通肠线或铬制肠线）	聚卡普隆25	聚糖乳酸-910	聚糖乳酸-910（快速）	尼龙	聚丙烯	丝线	聚酯线

表3.6 缝针及缝线材料的特点

特性	类型	使用特点
缝针的大小	缝针有不同的尺寸（针尖到针孔之间的长度）	较小的针可能更容易在口内操作，但更容易变形或折裂
缝针的形状	缝针的形状是根据其弧形在一个完整圆中的比例，用分数表示，通常缝针是1/2或3/8弧	缝针的弧度影响术中的操作，较大的弧度可能有助于缝合更深的组织，但在更小的空间中更难操作
丝的类型	单股	光滑的单丝很容易穿过组织，不会引起严重的组织反应，但容易打滑结，引起松脱
	多股编织	绳状的编织细丝对组织有更好的摩擦力，也更容易打结，但可能会引起组织反应
丝材料	天然	天然纤维可通过蛋白质水解被降解；更易引起组织反应
	人工合成	合成纤维经酶解降解，引起组织反应的可能性较小
吸收能力	可吸收	可吸收缝线不需要复诊拆除，但其强度随着时间的推进会发生变化
	不可吸收	不可吸收缝线需在后期拆除，但它的强度和固定力几乎不变

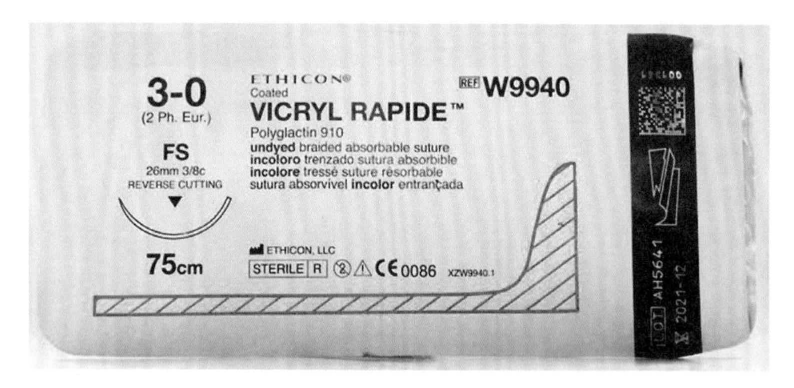

图3.14 缝合包的封面，详细说明缝线规格（3–0）、针型（FS–2）、形状（3/8弧）、缝线长度（75cm）和缝线材料（聚糖乳酸 910），还提供了插图、说明（非编织可吸收线）和有效期。来源：Laurence Jordan, Francois Bronnec, Pierre Machtou。

3.7 外科手机和钻

传统的牙科高速和低速手机通常不适合牙槽外科手术，原因如下：

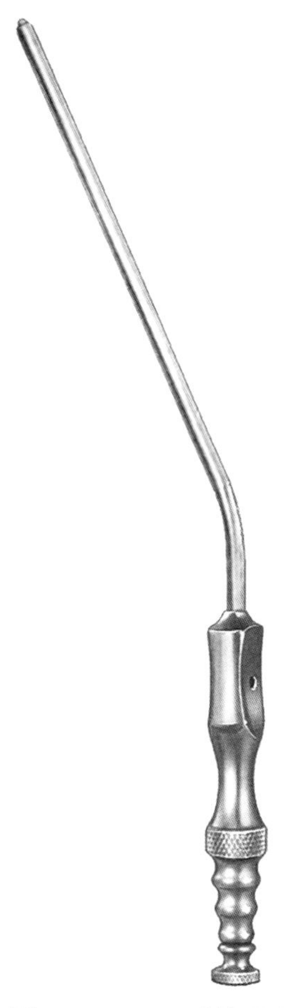

图3.15　Frasier式抽吸头。来源：KLS Martin。

- 用于牙科的空气驱动高速涡轮手机通常设计有“前端”排气系统，空气压力在钻附近轴向释放。在牙和骨周围黏骨膜瓣下或附近使用这种类型的高速涡轮手机，会将大量的空气和冷却剂推入头颈部的软组织，导致术后皮下气肿。
- 低速手机的转速或转矩不足以在可控范围内有效地切割牙釉质和牙本质。
- 可以使用反角手机，但在口腔深部区域，这种器械会影响手术操作的视野。

牙科动力装置（电动马达）由以下部分构成：主机，它的动力可以提供手术操作所需的转矩和转速；马达，它通常是一个单独的组件，可以消毒；一个脚踏板或手机本身的附件，用于操控仪器（图3.16）。

3.8　外科冲洗系统

用无菌生理盐水冲洗手术部位可以减少碎片残留的可能性，促进创口的愈合，并降低术后的感染率。一个有效的抽吸/冲洗系统也是至关重要的，因为它是防止切割过

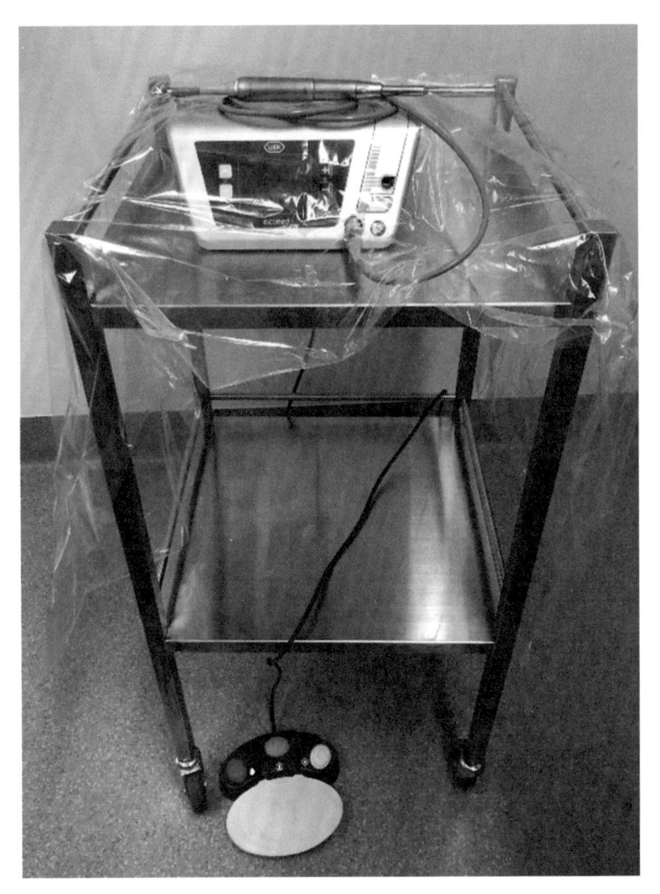

图3.16　牙科动力装置（电动马达）。

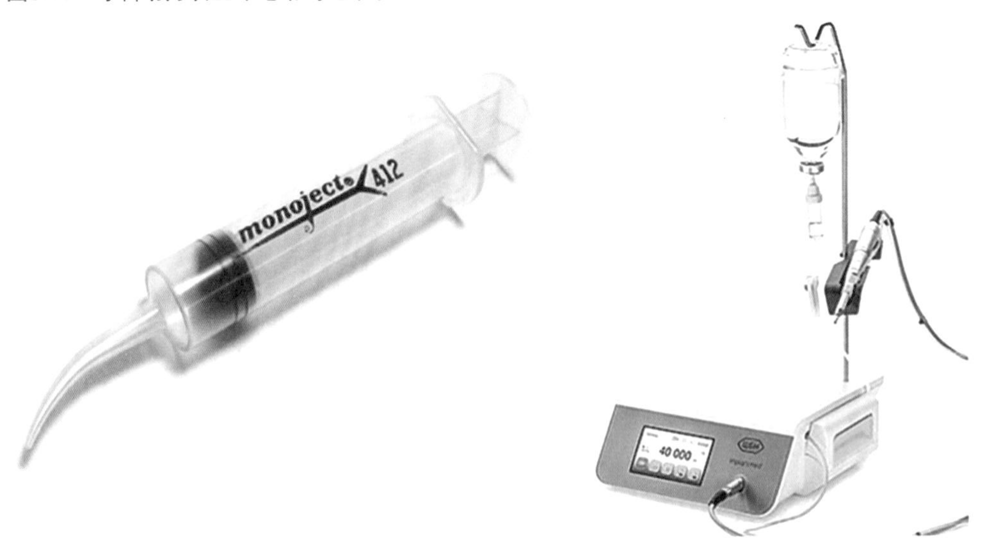

图3.17　手术冲洗的选择包括使用Monoject冲洗针或内置于外科手机中的冲洗系统。来源：Laurence Jordan, Francois Bronnec, Pierre Machtou。

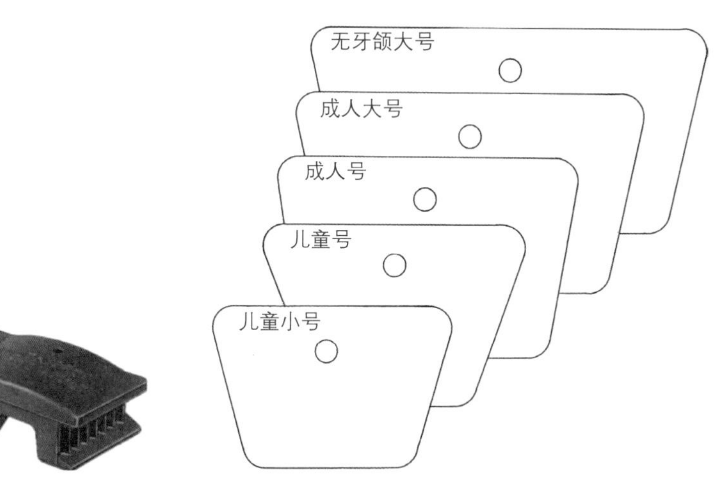

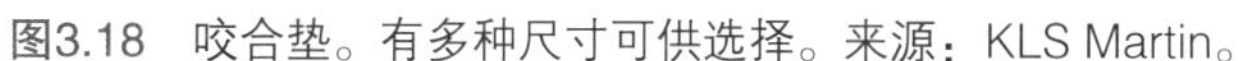
图3.18　咬合垫。有多种尺寸可供选择。来源：KLS Martin。

程热度过高而引起骨质坏死的冷却剂。在外科手术中，传统的牙科手机用水管道不适用于术中冲洗，因为该液体并非无菌，可能引起创口的感染。

一些牙科动力装置（电动马达）可配备生理盐水袋，它将生理盐水输送到外科手机尖端作为冷却剂。另外，一种简单的方法是使用带有无菌生理盐水的Monoject冲洗针（图3.17）。

3.9　咬合垫

使用咬合垫是一种口腔操作的有效安全措施和行为矫正技术（图3.18）。它可以让患者在不用力的情况下保持张口，并且在口内使用锐利器械操作时减少口腔的非意识性闭合。虽然咬合垫更适合全身麻醉患者使用，但清醒患者使用也可改善手术入路、固定下颌骨，并减少患者意外误吞。

第4章 简单拔牙术 Simple Extraction Techniques

本章详细介绍了使用简单拔牙器械拔除上下颌中单颗牙齿的具体步骤。外科拔牙术和第三磨牙手术将在随后的章节中讨论。

4.1 上颌切牙

（1）**难度评估**。单根上颌切牙的牙根大部分是直的，有轻微的远端弯曲（图4.1）。极少数情况下，牙根弯曲很明显，需要外科拔牙术。这种情况可以通过X线片来评估。

（2）**签署知情同意书**。牙拔除术的一般风险适用于上颌切牙拔除术。任何前牙修复计划都应包括在知情同意书中。

（3）**所需的基本器械**。上颌中切牙和侧切牙均可使用上颌直钳。在放置牙钳之前，先使用直挺来扩大牙周膜间隙。

（4）**最终确认**。必须在X线片上确认牙齿的编号和位置。

（5）**局部麻醉**。颊侧前庭沟的浸润麻醉能为上颌颊部软组织和牙周膜提供足够的麻醉。需要腭侧局部浸润麻醉来麻醉腭侧牙龈。

（6）**手术体位**。让患者平躺在牙椅上，上颌牙与牙医的肘部垂直高度相同。习惯用右手的牙医站在患者的右侧，反之亦然，这在拔牙时会增加生物力学优势。

（7）**挺松**。在牙周膜的近中和远中区域使用直挺。采取轮轴运动，轻轻地扩大牙周膜间隙，直到牙齿有少量的动度。注意，只在牙齿和牙槽骨之间使用牙挺，而不是在相邻的牙齿之间使用牙挺。非优势手的拇指和其他手指应该用于支撑被拔除牙齿的牙槽骨，引导器械只对牙槽骨施力，防止器械滑脱。

（8）**脱位**。将直钳的钳喙夹在牙齿的釉牙骨质界。首先，使用根尖向压力尽可能深地将钳喙滑向根部；然后，使用快速、小幅度的顺时针-逆时针旋转运动来继续撕裂牙周膜；最后，将牙冠偏唇侧沿中线旋转脱位。由于上颌前牙唇侧骨板比腭侧骨板更柔韧，采用以上脱位方式可以降低弯曲根尖折断的风险。

Principles of Dentoalveolar Extractions, First Edition. Seth Delpachitra, Anton Sklavos and Ricky Kumar.

Companion website: www.wiley.com/go/delpachitradentoalveolarextractions

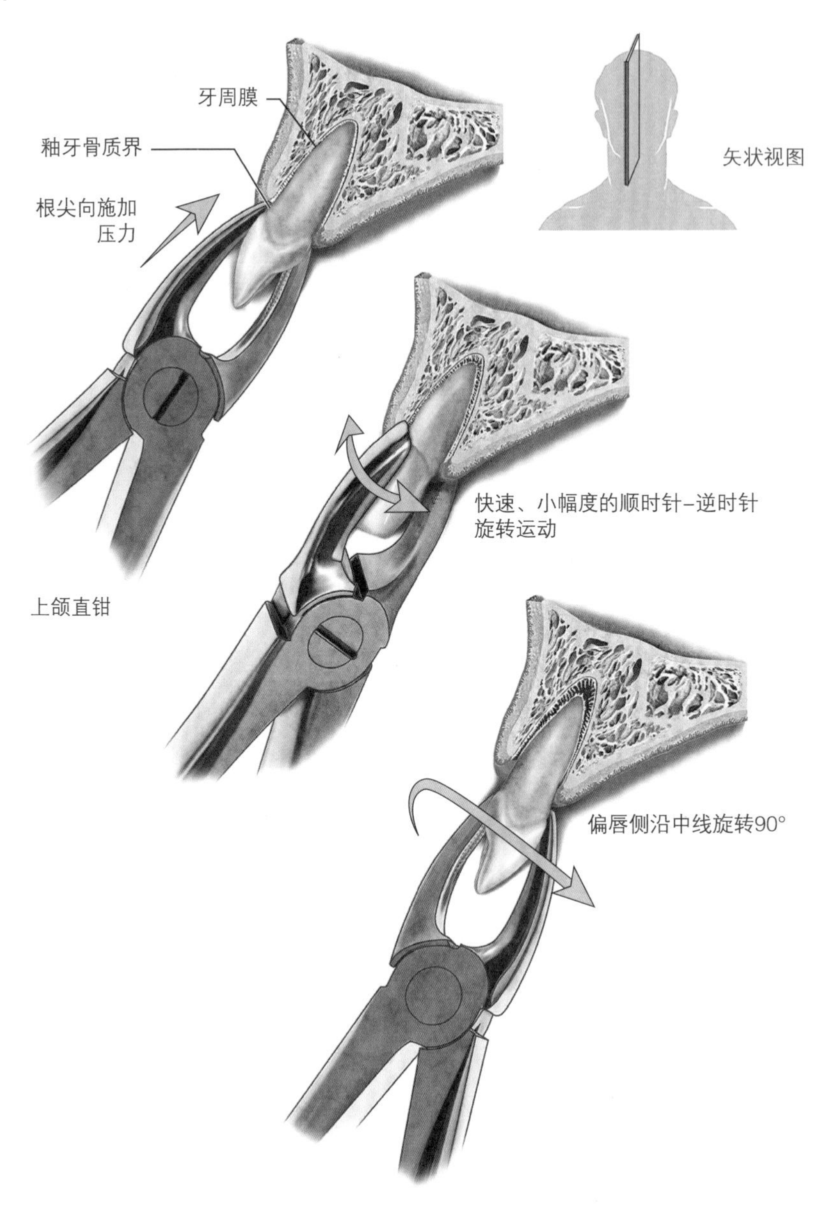

图4.1　上颌中切牙的拔除。

（9）**评估**。评估牙根，确保已将其完全拔除。用生理盐水冲洗牙槽窝以清除任何手术中的碎片。检查牙槽窝有无出血、牙槽骨骨折或软组织损伤，并进行适当处理。

4.2　上颌尖牙

（1）**难度评估**。上颌尖牙直单根对于经验较少的牙槽外科医生来说具有一定的欺骗性，拔除上颌尖牙往往比预期的要困难得多（图4.2）。首先，由于牙根结构较长，上颌尖牙的牙周膜表面积明显大于上颌切牙。其次，覆盖在上颌切牙上的颊侧骨板可能很厚且不易被压缩。可以用一根戴着手套的手指在该区域的牙槽骨和黏膜上滑动来进行临床评估。最后，上颌尖牙承受数百万次重复和沉重的侧向负荷，这可能导致牙根强直或牙周膜间隙缩小。这3个因素中的任何一个都会使难度大大增加。

（2）**签署知情同意书**。除了牙拔除术的一般风险外，还应该特别告知患者颊侧牙槽骨折裂的风险，因为这在拔除尖牙时很常见，并可能影响未来修复体重建。

（3）**所需的基本器械**。短喙上颌直钳，有时被称为“粗根钳”，是拔除上颌尖

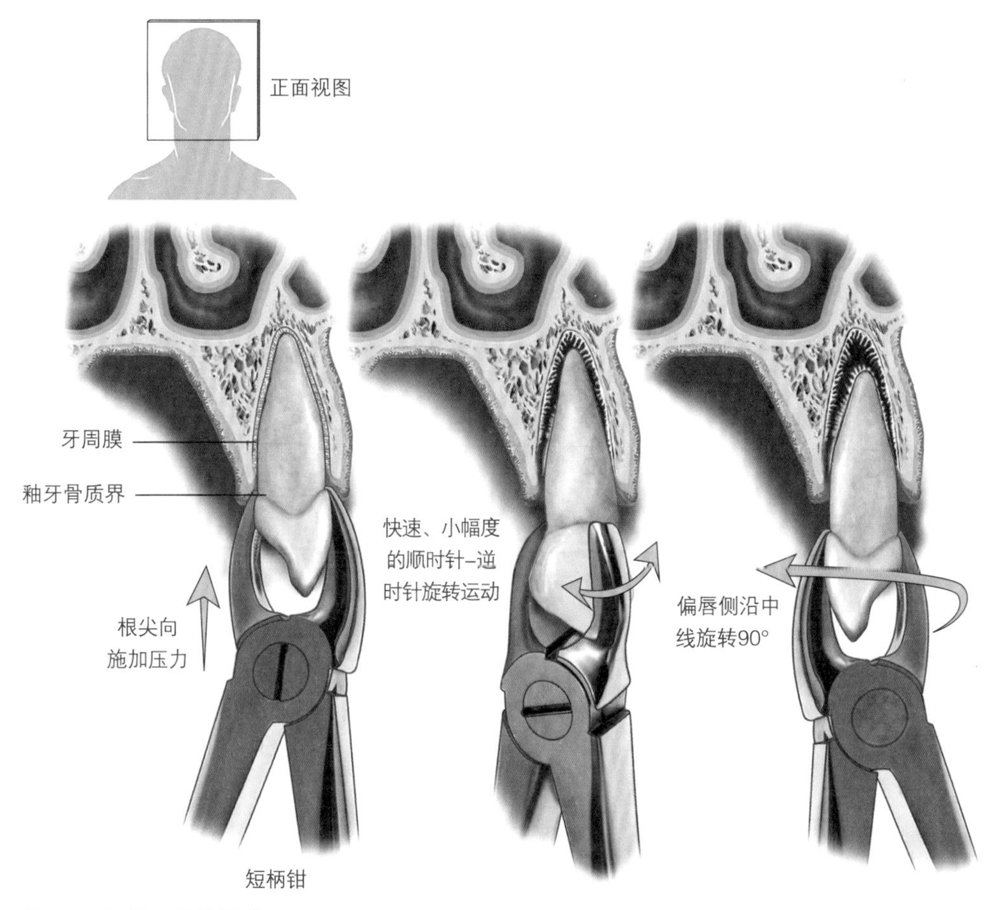

图4.2　上颌尖牙的拔除。

牙的“黄金标准器械”，因为较短的钳喙能更牢固地夹持尖牙。也可以使用上直钳，但较细、较长的钳喙可能无法为牙齿提供足够的力量。在放置牙钳之前，先使用牙挺来扩大牙周膜间隙。

（4）**最终确认**。必须在X线片上确认牙齿的编号和位置。

（5）**局部麻醉**。颊侧前庭沟的浸润麻醉能为上颌颊部软组织和牙周膜提供足够的麻醉。需要腭侧局部浸润麻醉来麻醉腭侧牙龈。

（6）**手术体位**。让患者平躺在牙椅上，上颌牙与牙医的肘部垂直高度相同。习惯用右手的牙医站在患者的右侧，反之亦然，这在拔牙时会增加生物力学优势。

（7）**挺松**。在牙周膜的近中和远中区域使用直挺。采取轮轴运动，轻轻地扩大牙周膜间隙，直到牙齿有少量的动度。注意，只在牙齿和牙槽骨之间使用牙挺，而不是在相邻的牙齿之间使用牙挺。非优势手的拇指和手指应该用于支撑被拔除牙齿的牙槽骨，引导器械只对牙槽骨施力，防止器械打滑。

（8）**脱位**。将直钳的钳喙夹在牙齿的釉牙骨质界。首先，使用根尖向压力尽可能深地将钳喙滑向根部。然后，使用快速、顺时针-逆时针旋转运动来继续撕裂牙周膜。最后，将牙冠旋转90° 使牙冠和牙根脱位。

（9）**评估**。评估牙根，确保已将其完全拔除。用生理盐水冲洗牙槽窝以清除任何手术中的碎片。检查牙槽窝有无出血、牙槽骨骨折或软组织损伤，并进行适当处理。

4.3 上颌前磨牙

（1）**难度评估**。上颌第一前磨牙总是有2个牙根：颊根和腭根。上颌第二前磨牙可以有2个独立的牙根，也可以有2个融合在一起的牙根（图4.3）。牙根形态需要通过X线片进行评估，这关系到临床操作，因为拔除上颌前磨牙通常需轻微旋转，这可能会影响拔牙的用力方向。与所有多根牙一样，复杂的牙根形态需要采用外科拔除术。

（2）**签署知情同意书**。一般风险适用于上颌前磨牙。

（3）**所需的基本器械**。上颌前磨牙均可使用上颌通用牙钳。该器械的弧形手柄可以在不影响下颌牙弓的情况下理想地放置钳喙。在放置牙钳前，先使用直挺来扩大牙周膜间隙。

（4）**最终确认**。必须在X线片上确认牙齿的编号和位置。

（5）**局部麻醉**。颊侧前庭沟的浸润麻醉能为上颌颊侧软组织和牙周膜提供足够的麻醉。需要腭侧局部浸润麻醉来麻醉腭侧牙龈。

（6）**手术体位**。让患者平躺在牙椅上，上颌磨牙与牙医的肘部垂直高度相同。站在患者的一侧，与牙医的优势手相对应。例如，习惯用右手的牙医站在患者的右侧，在拔牙时增加了生物力学优势。

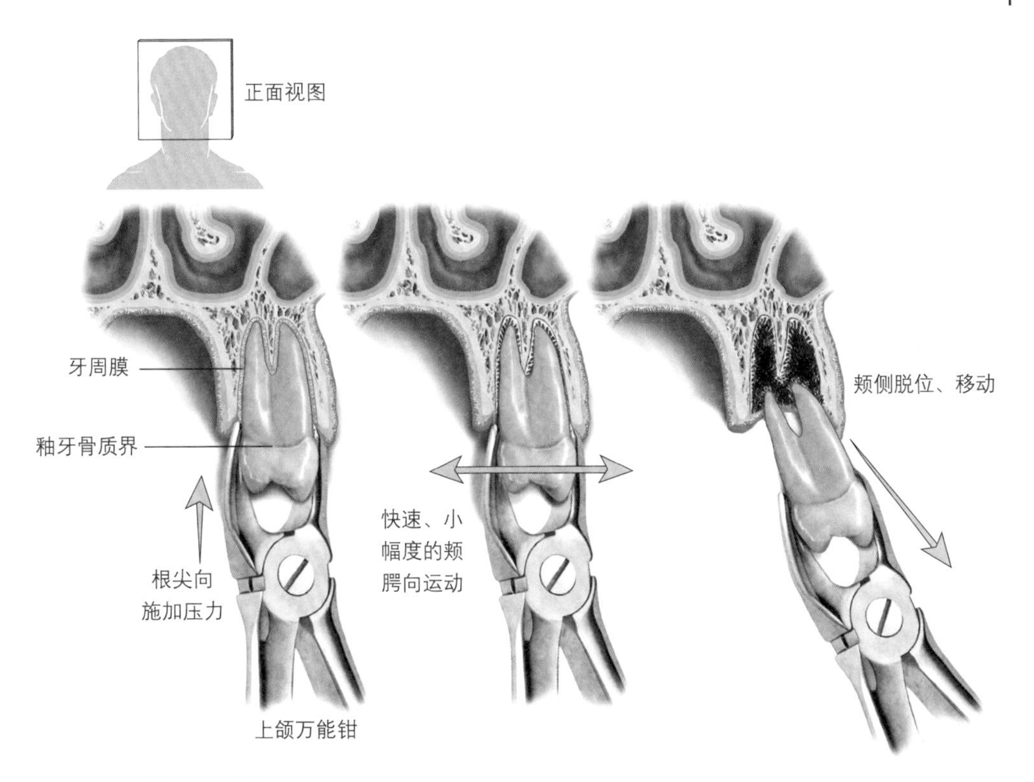

图4.3　上颌前磨牙的拔除。

（7）**挺松**。在牙周膜的近颊处使用直挺。采取轮轴运动，轻轻地向远端推动牙齿。在移动过程中应注意不要过度用力，因为牙根折断通常发生在这个阶段。牙齿脱位之前需要使牙齿有少量的动度。非优势手的拇指和其他手指应该用来支撑被拔除牙齿的牙槽骨，引导器械只对牙槽窝施力，并防止器械滑脱。

（8）**脱位**。将上颌通用牙钳的钳喙夹在牙齿的釉牙骨质界。首先，使用根尖向压力尽可能深地将钳喙滑向根部。然后，使用快速、小幅度的颊腭向运动来扩大牙槽窝。不推荐使用旋转力，因为这不是牙齿的最强轴向力，并可能导致牙根折断。腭部过度倾斜也是不推荐的，因为这可能会导致腭根折断，从而需要外科拔除术。最后，向颊侧移动使牙齿侧方脱位。

（9）**评估**。评估牙根，确保已将其完全拔除。用生理盐水冲洗牙槽窝以清除任何手术中的碎片。检查牙槽窝有无出血、牙槽骨骨折或软组织损伤，并进行适当处理。

4.4　上颌第一磨牙和第二磨牙

（1）**难度评估**。上颌磨牙的多根性需要尽早考虑使用外科拔牙术（图4.4）。对于较年轻的患者（40岁以下），简单拔牙术可能会成功。对于年龄较大且后部的其他

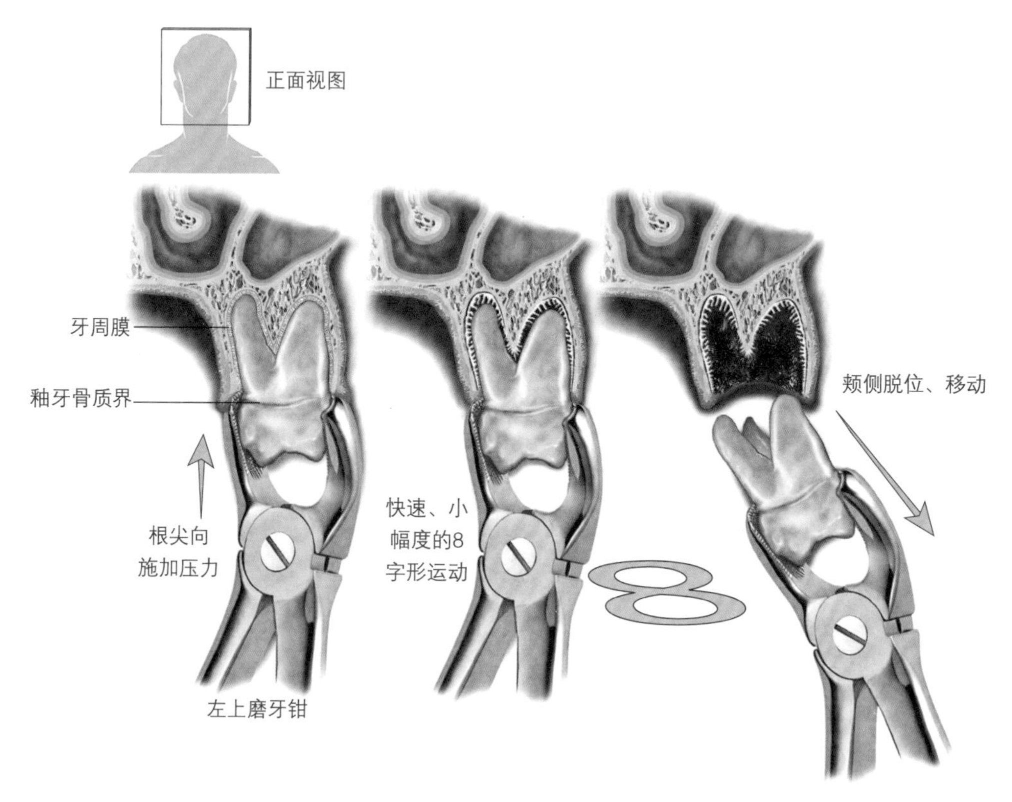

图4.4 上颌磨牙的拔除。

上颌牙已被拔除的患者，尝试简单拔牙术可能会很困难，且较易引起并发症。通过放射学评估到牙齿根分叉和牙根形态变异，是采用外科拔牙术的第1个指征。口腔外科医生还必须评估上颌窦相近牙齿拔除后上颌窦的通气情况。这是因为牙齿和上颌窦之间的骨质非常薄，在拔牙过程中牙槽间隔很可能会断裂，并伴随着口腔上颌窦交通的风险。还有一种更严重的情况是牙齿或牙根进入上颌窦内。

（2）**签署知情同意书**。除了一般的牙拔除术风险外，还必须告知患者口腔上颌窦交通或牙根进入上颌窦的风险。这两种后果都可能需要二次手术或转诊至口腔颌面外科专科医生，并可能对缺牙区修复产生重大影响。如果要拔除上颌第二磨牙，还必须告知患者上颌结节骨折的风险。

（3）**所需的基本器械**。左上磨牙钳或右上磨牙钳是专门为上颌磨牙的特殊牙根结构设计的，牙钳的钳喙被设计成可以很好地与两个颊根和一个腭根贴合。同时要准备直挺。有时，也可能需要其他牙挺来去除折裂的根部碎片。

（4）**最终确认**。必须在X线片上确认牙齿的编号和位置。

（5）**局部麻醉**。颊侧前庭沟的浸润麻醉能为上颌颊部软组织和牙周膜提供足够的麻醉。需要腭侧局部浸润麻醉来麻醉腭侧牙龈。

（6）**手术体位**。让患者平躺在牙椅上，上颌前磨牙与牙医的肘部垂直高度相同。习惯用右手的牙医站在患者的右侧，反之亦然，这在拔牙时会增加生物力学优势。

（7）**挺松**。在牙齿的近中颊侧线角处使用直挺。在龈下使用轮轴运动，在牙齿和牙槽骨之间使用牙挺使牙周膜断裂。使用牙挺只需要使牙冠移动1～2mm。应尽量避免过度移动，因为这可能导致牙冠或牙根折断而改用外科拔除术。非优势手的拇指和其他手指应该用来支撑被拔除牙齿的牙槽骨，引导器械只对牙槽窝施力，并防止器械滑脱。

（8）**脱位**。将上颌磨牙钳的钳喙夹在牙齿的釉牙骨质界。首先，使用根尖向压力尽可能深地将钳喙滑向根部。然后，使用快速、小幅度的8字形运动来扩大牙槽窝。由于上颌磨牙可能有3～4个牙根，应该注意避免在一个方向上过度移动，直到整颗牙齿可以完全移动。最后，使用颊向移动使牙齿完全脱位。

（9）**评估**。评估牙根，确保已将其完全拔除。用生理盐水冲洗牙槽窝以清除任何手术中的碎片。检查牙槽窝有无出血、牙槽骨骨折或软组织损伤，并进行适当处理。如果发现口腔上颌窦交通，则需要立即处理（见第6章）。

4.5 下颌切牙

（1）**难度评估**。下颌切牙单根、牙根基本不弯曲且容易夹持，所以下颌切牙的拔除相对简单（图4.5）。由于下颌前牙区常有牙结石积聚，因此下颌前牙也是晚期牙周病的常见部位，这也是下颌前牙拔除的最常见指征。然而，下颌前牙牙槽骨可能很坚固，如果沿错误方向对牙齿施加过大的力，很可能会导致牙根折断。使用牙挺时应格外小心，过度用力可能会滑移口底，损伤许多重要结构，需要进一步手术修复。

（2）**签署知情同意书**。牙拔除术的一般风险适用于下颌切牙拔除术。任何前牙包括微笑线上的任何牙齿的冠修复计划都应该明确写在知情同意书中。

（3）**所需的基本器械**。根据牙根直径的不同，下颌中切牙和侧切牙可以使用下颌通用牙钳或下颌牙根钳。拔牙前先使用直挺来扩大牙周膜间隙，但要非常小心，以避免直挺滑脱。

（4）**最终确认**。必须在X线片上确认牙齿的编号和位置。

（5）**局部麻醉**。颊侧前庭沟浸润麻醉将为下颌唇侧软组织和牙周膜提供足够的麻醉。也可能需要局部的舌侧浸润麻醉来麻醉舌侧牙龈。对于多颗下颌前牙拔除时，可以使用双侧颏神经阻滞麻醉来麻醉两颗尖牙之间的区域。因为局部麻醉剂可以通过颏孔扩散并产生较强的逆行麻醉。

（6）**手术体位**。让患者在牙椅上坐直，下颌牙与牙医的肘部水平高度相同。习

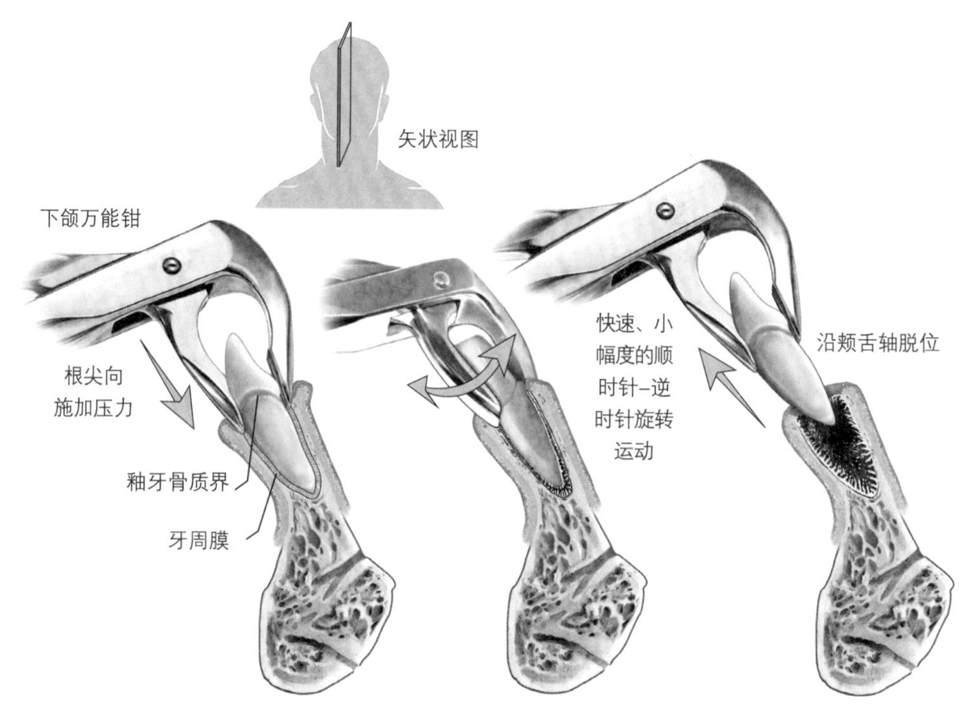

图4.5 下颌中切牙的拔除。

惯用右手的牙医站在患者的右侧，反之亦然，这在拔牙时会增加生物力学优势。

（7）**挺松**。在牙周膜的近中和远中区域使用直挺。采取轮轴运动，轻轻地扩大牙周膜间隙，直到牙齿有少量的动度。注意，只在牙齿和牙槽骨之间使用牙挺，而不是在相邻的牙齿之间使用牙挺。由于下前牙牙根在颊舌方向的横截面偏卵圆形，在近远中方向较窄，牙齿近远中过度使用牙挺可能导致牙根折断。非优势手的拇指和其他手指应该用来支撑被拔除牙齿的牙槽骨，引导器械只对牙槽窝施力，并防止器械滑脱。

（8）**脱位**。将牙钳的钳喙夹在牙齿的釉牙骨质界。使用根尖向压力尽可能深地将钳喙滑向根部。下颌前牙软组织非常脆弱，必须小心避免牙钳夹到软组织而造成大的软组织撕裂。由于牙齿最强的横断轴是颊舌向，为避免牙根折断，必须沿该轴线摇动牙齿并将其拔除。

（9）**评估**。评估牙根，确保已将其完全拔除。用生理盐水冲洗牙槽窝以清除任何手术中的碎片。检查牙槽窝有无出血、牙槽骨骨折或软组织损伤，并进行适当处理。

4.6 下颌尖牙和前磨牙

（1）**难度评估**。与上颌尖牙一样，下颌尖牙的根面较大，颊舌侧牙槽骨较厚，

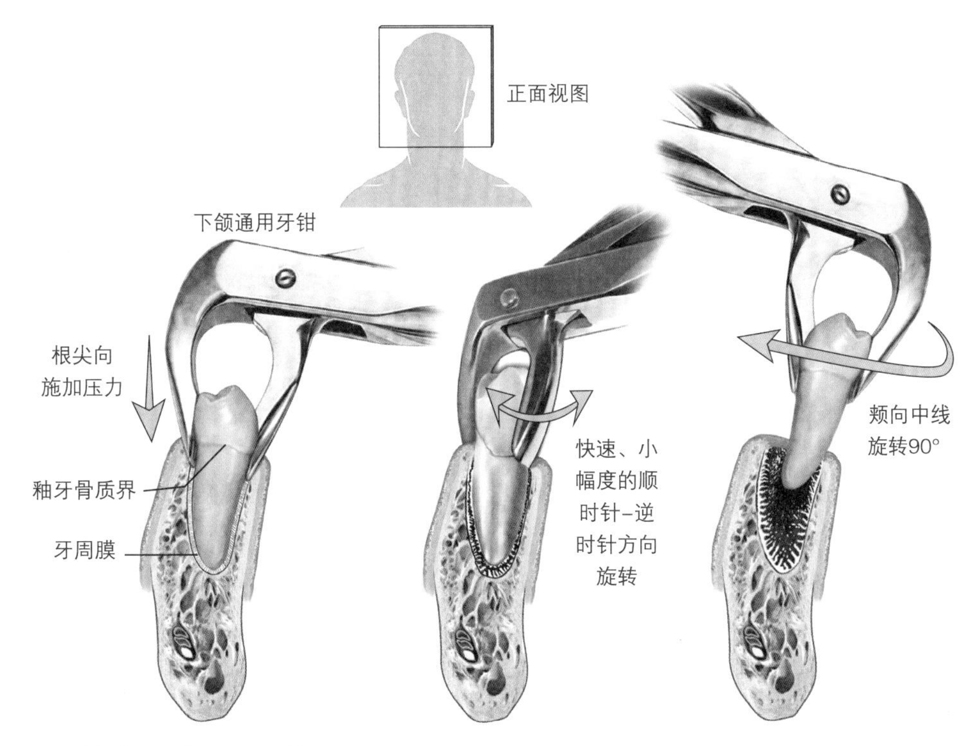

图4.6　下颌尖牙或前磨牙的拔除。

牙周膜间隙较小，下颌尖牙的拔除可能面临更多困难（图4.6）。通常情况下，当牙冠残存不多时，器械不能提供足够的力量来抓住牙根而将其脱位，就必须采用外科拔牙术。拔除下颌尖牙时颊侧牙槽骨骨折非常常见，在难度评估时应考虑这一风险。下颌前磨牙拔除难度与下颌尖牙相似，可以使用同样的方式拔除。

（2）**签署知情同意书**。除了牙拔除术的一般风险之外，患者还应该被明确告知颊侧牙槽骨骨折的风险。因为这在尖牙拔除术中常见，并可能影响未来的修复体重建。

（3）**所需的基本器械**。下颌通用牙钳非常适合拔除下颌尖牙和前磨牙。在放置牙钳之前，应该先使用宽的直挺扩大牙周膜间隙。

（4）**最终确认**。必须在X线片上确认牙齿的编号和位置。

（5）**局部麻醉**。颊侧前庭沟和舌侧牙龈的浸润麻醉能为下颌颊舌侧软组织和牙周膜提供足够的麻醉。对于下颌前磨牙来说，需要下牙槽神经阻滞麻醉、舌神经阻滞以及颊部浸润麻醉以产生足够的麻醉。

（6）**手术体位**。让患者在牙椅上坐直，下颌牙的垂直高度与牙医的肘部相同。站在患者的拔牙侧，不管牙医是否用优势手。例如，左下尖牙和前磨牙应从左侧靠近，而右下尖牙和前磨牙应从右侧靠近。

（7）**挺松**。将牙挺置于牙周膜的近中和远中区域。采取轮轴运动，轻轻扩大牙周膜间隙，直到牙齿有少量的动度。注意，只在牙齿和牙槽骨之间使用牙挺，而不是在相邻的牙齿之间使用牙挺。非优势手的拇指和其他手指应该用来支撑被拔除牙齿的牙槽骨，引导器械只对牙槽骨施力，防止器械打滑。

（8）**脱位**。将下颌通用牙钳的钳喙夹在牙齿的釉牙骨质界。使用根尖向压力尽可能深地将钳喙滑向根部。由于下颌尖牙及前磨牙的牙根呈圆锥形，而且通常是直的，因此可以使用快速、顺时针-逆时针方向旋转运动来继续撕裂牙周膜。将牙冠旋转90°，将牙冠和牙根一起脱位。

（9）**评估**。评估牙根，确保已将其完全拔除。用生理盐水冲洗牙槽窝以清除手术中的碎片。检查牙槽窝有无出血、牙槽骨骨折或软组织损伤，并进行适当处理。

4.7 下颌磨牙

（1）**难度评估**。单独使用简单拔牙术很难拔除下颌磨牙（图4.7）。磨牙与牙钳是否贴合完全取决于牙冠的完整性，龈下龋齿是外科拔牙术的指征。下颌磨牙至少有2个牙根，但最多可以有4个。根部常常分叉，或者可能有松质骨桥穿过根分叉，锁住牙齿防止其脱位。牙根很少融合在一起，通常需要手术分牙和分根。下颌骨后牙区骨

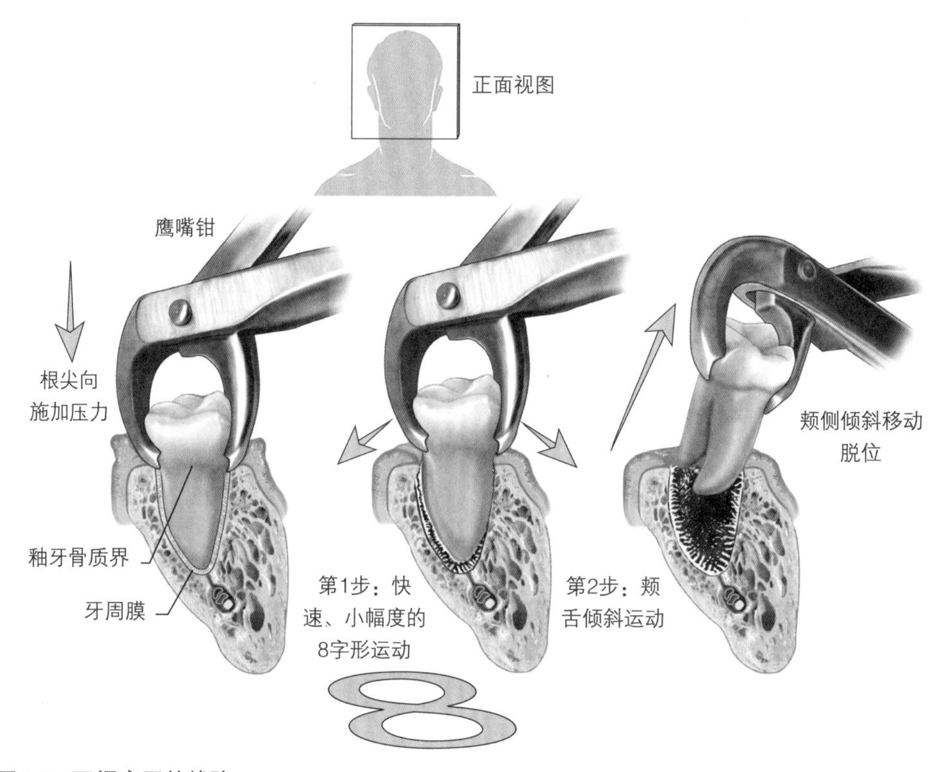

图4.7 下颌磨牙的拔除。

质致密且不易被压缩、舌侧骨疣的存在以及颊侧软组织对后牙区手术入路的限制，使下颌磨牙的拔除更加复杂困难。最常见的问题是下颌后牙拔除时牙根折断，这可能是非常难解决的问题。拔除牙根时没有适当注意也可能会导致牙根移位进入下颌神经管，因此需要通过放射学方法评估下颌磨牙牙根与下牙槽神经管的接近程度。

（2）**签署知情同意书**。牙拔除术一般风险适用于下颌磨牙拔除术。此外，患者应被告知牙拔除后会有暂时或永久性感觉异常的风险。

（3）**所需的基本器械**。有两种牙钳可用于下颌磨牙的拔除。**鹰嘴钳**的设计与其他牙钳一样，能够包绕牙冠至釉牙骨质界，允许最大的旋转力被有效地应用。当磨牙牙冠完整时，鹰嘴钳是有用的，但如果牙冠折损就容易失效并导致牙根断裂。**牛角钳**只能夹住牙齿的根分叉部分，尽管这增加了牙冠折断的可能性，但往往在牙根之间折断，把牙齿分成近远中两部分。这些牙钳也允许在牙冠大面积龋坏的情况下进行龈下夹持。在放置牙钳之前，应该先使用宽的直挺扩大牙周膜间隙。

（4）**最终确认**。必须在X线片上确认牙齿的编号和位置。

（5）**局部麻醉**。下颌磨牙拔除需要下牙槽神经阻滞麻醉、舌神经阻滞麻醉以及颊部浸润麻醉以产生足够的麻醉。

（6）**手术体位**。让患者在牙椅上坐直，下颌牙的垂直高度与牙医的肘部相同。对于习惯用右手的牙医，拔除右下颌磨牙时最好站在患者身后，以获得最大的机械优势，而拔除左下颌磨牙时最好站在患者的左侧。习惯用左手的牙医则相反，拔除左下颌磨牙时站在患者身后，拔除右下颌磨牙时站在患者右侧。

（7）**挺松**。将直挺置于牙周膜的近中和远中区域。采取轮轴运动，轻轻扩大牙周膜间隙，直到牙齿有少量的动度。注意，只在牙齿和牙槽骨之间使用牙挺，而不是在相邻的牙齿之间使用牙挺。非优势手的拇指和其他手指应该用于支撑被拔除牙齿的牙槽骨，引导器械只对牙槽骨施力，防止器械滑脱。

（8）**脱位**。当使用鹰嘴钳时，将钳喙夹在牙齿釉牙骨质界，使牙齿与钳喙之间的接触最大化。使用快速、小幅度的8字形运动来扩大颊侧骨板间隙，然后颊向倾斜运动来使牙齿松动。一旦牙齿整体松动到一定程度，最后使用颊向倾斜运动脱位。当使用牛角钳时，将钳喙再次夹在釉牙骨质界，进入近中根和远中根之间的根分叉。使用挤压力，将牛角钳喙楔入牙齿的根分叉处使其移位，再通过颊侧倾斜运动便能使牙齿较易脱位。这种挤压力有时也有可能拔不出牙齿，而使牙冠近中根和远中根断裂；这样牙齿每一半都是一个单独的冠根复合体——可以像单根牙一样用下颌通用钳分别拔除。

（9）**评估**。评估牙根，确保已将其完全拔除。用生理盐水冲洗牙槽窝以清除任何手术中的碎片。检查牙槽窝有无出血、牙槽骨骨折或软组织损伤，并进行适当处理。

第5章
外科拔牙术
Surgical Extraction Techniques

在某些临床情况下，使用简单的拔牙器械不足以简单安全地拔除整颗牙齿及其牙根。仅用简单的方法拔除这类牙齿可能会耗时且效率低下，并可能使患者面临不必要的风险或不适。在这些情况下，需要采用外科拔牙术。本章介绍外科拔牙术的基本技术。

术语“牙槽内”和“经牙槽”曾经被用来区分可以单独使用牙钳进行的牙拔除术和需要高级外科技术的牙拔除术，例如翻瓣、去骨和分牙。随着时间的推移，这些术语越来越不能代表牙拔除术的困难或所需的技术。这在很大程度上是由于为了牙种植术的微创拔牙技术的发展，拔牙是在牙槽内进行的，但使用了与传统经牙槽拔牙相同的高级外科技术。因此，这些术语现在已经分别被“简单拔牙术”和“外科拔牙术”所取代，因为它们更好地代表了拔牙所需的各种术前计划。

然而，“简单拔牙术”和“外科拔牙术”之间的区别仍然难以界定。从技术角度来看，外科手术本质上涉及对身体组织的操作，因此用牙钳和微创牙挺拔牙的简单拔牙术仍属于牙槽外科领域。此外，“简单”一词被误解为“难度低”的同义词，但事实并非如此。最后，由于术中并发症或意料之外的困难阻碍了手术的完成，原本计划作为“简单”拔牙术需要改为“外科”拔牙术，这种情况也并不罕见。

从实用角度来说，“外科拔牙术”意味着使用额外的手术方法成功地完成牙拔除术，包括软组织操作、翻瓣、去骨，以及使用涡轮机分牙（表5.1）。需进行外科拔牙术的情况包括（表5.2）：

- **术前难度评估，**仅使用牙挺和牙钳不足以安全、彻底地拔除牙齿。
- **术中，**如果：
  - 整颗牙齿或部分牙齿无法单独用简单方法拔除（牙拔除术失败）；
  - 由于使用简单的拔牙工具拔牙所需的力量过大，可能会使周围的硬组织和软组织受到过度损伤；

Principles of Dentoalveolar Extractions, First Edition. Seth Delpachitra, Anton Sklavos and Ricky Kumar.

Companion website: www.wiley.com/go/delpachitradentoalveolarextractions

表5.1 外科拔牙术的基本步骤

步骤
（1）获得适当的麻醉
（2）分离黏骨膜瓣
（3）去骨
（4）分牙
（5）如果需要的话，创造牙槽间隙
（6）挺出牙根
（7）清除拔牙窝
（8）拔牙窝止血和缝合

表5.2 外科拔牙术的适应证

适应证
困难拔牙史
患者体型大
失败拔牙史
龋齿或根管治疗引起的牙齿结构问题
多根牙
球状根牙
牙骨质增生
临床疑似牙根粘连或牙槽骨致密

– 拔牙所需的时间比预期的要长，或者患者感到明显不适。

5.1 外科拔牙术的基本原则

在计划外科拔牙术时必须遵循以下一些关键原则：

（1）**熟悉颌面部神经血管解剖结构**。涉及口腔硬组织和软组织的手术会显著增加口腔手术相关的风险。在简单拔牙术中，牙齿从口腔内脱位不会波及重要结构。然而，当软组织被切开或翻开时，必须注意降低手术部位附近神经血管束被拉伸或切断的风险。面部动脉血管丰富且不可预测，也不能准确知晓它们的位置或者稳定停留在适当的软组织平面上操作，可能会导致大量出血。在没有明确评估其结构完整性或周围结构完整性的情况下，使用钻去骨可能导致意外的神经损伤、口腔上颌窦交通或术中骨折。

（2）**掌握软组织瓣设计的原则**。关键在于手术入路：手术的成败和难度完全取决于软组织瓣的使用。软组织瓣设计的原则比具体设计重要，这些原则包括支持足够的手术入路、最小的软组织操作与意外创伤，以及手术结束时皮瓣整齐、无张力的复位。

（3）**正确使用钻和器械**。传统的牙科手机和器械不足以进行外科拔牙术。如第3章所述，为了安全、仔细地进行软组织操作和分割，需要专门设计的器械。同样的，传统的高速和慢速手机附加气动牙科装置不适合外科手术，可能会对患者造成严重伤害。

（4）**识别外科拔牙术的指征**。在成功进行外科拔牙术前应谨慎地问：为什么这颗牙齿不能用简单拔牙术拔除？这个问题的答案将为外科拔牙术提供计划思路。例如，意识到牙齿由于骨阻力而无法拔除，牙医就会使用软组织翻瓣和去骨技术进行拔除。同样，术前注意到根分叉较大且没有合适的器械可用，就可以告知患者可能需要分根。

（5）**外科拔牙术的效果评估**。外科手术，就其本质而言，意味着为达预期效果而需对组织进行更多的操作。在手术开始进行翻瓣等软组织操作时应以在手术结束时切口缝合后状况接近术前软组织情况为目标。如果不这样做，可能会导致手术部位持续出血、大面积伤口裂开、感染以及不良结果。

5.2 外科拔牙术中软组织瓣的设计原则

黏骨膜瓣是指将与上颌骨、下颌骨相邻的口腔软组织的“全厚瓣”翻开形成的瓣。所有软组织（黏膜、黏膜下层、肌肉和骨膜）沿骨与骨膜之间形成的单层平面翻起。虽然这种形式的软组织瓣不是唯一的类型，但却是最常见、安全且通用的进入硬组织完成外科拔牙术的方法。

在牙槽外科手术中，设计良好的软组织瓣可以为直接去骨和分牙提供良好的手术入路。然而，设计不当的软组织瓣（不遵循正确的原则）会在短期内增加拔牙的难度，更重要的是从长远来看会对牙周组织和牙龈造成严重损害。软组织处理不当造成的皮瓣坏死和牙龈萎缩是一个损害严重且难以治疗的问题。

（1）**根据需要使用大切口**。皮瓣设计的关键原则是显露下方结构。皮瓣设计应考虑比预期需要显露更多。

（2）**提供宽大的软组织“基部”以保证皮瓣顶端组织的血供，并确保皮瓣的宽度是其高度的2倍**。较窄的皮瓣可能会在牙槽嵴区域出现缺血性坏死，进而导致较大的牙周缺损。

（3）**切口应在无骨突、无损伤的骨面上**。骨突在伤口边缘产生张力，可能会使伤口破裂和裂开。

（4）**避免在手术结束时切口下方骨缺损**。在去骨和拔牙结束时经常会出现一个大的骨缺损。如果伤口边缘没有贴着稳定的骨面，缝合处的张力增加导致局部缺血从而造成皮瓣愈合不良。

（5）**避免在牙齿颊侧牙龈突出处做横切口**。颊侧牙龈中点最薄，张力最大。如果这个区域的切口没有经过细致的修复，可能会导致长期的牙龈裂开，这可能需要进一步的牙周手术使临床冠长度正常化。如果要使用横切牙龈的松弛切口，应该更靠近龈乳头，因为这些区域组织体积增大、开裂的可能性更小。

（6）**避免在神经血管结构附近做切口**。在软组织瓣设计中要考虑到颏孔、眶下孔、舌神经、切牙孔和腭大动脉的位置，否则这些结构很容易受到医源性损伤。切断这些结构会导致患者出现不可逆的麻木、感觉异常或感觉迟钝。

（7）**切开软组织时要锋利、清晰、准确，使软组织在缝合时能够贴合**。边缘锯齿状或不清晰会使缝合不理想，可能导致伤口破裂和远期局部牙周疾病。

（8）**沿着软组织的剖开面翻瓣**。黏骨膜瓣在所有软组织（黏膜、黏膜下层、肌肉和骨膜）一起翻开时是最坚韧的。如果不能骨膜下平面翻瓣，皮瓣就容易出现血管缺损或撕裂。

5.3 外科拔牙术中常用的软组织瓣

牙槽嵴顶切口或袋形瓣切口是指在牙齿周围的牙龈沟处切开，然后将骨性牙槽嵴上的黏骨膜瓣翻起，剥离牙齿（图5.1）。在牙龈近中切开龈乳头，以提供尽可能长而宽的基底，并维持经切断的龈乳头的颊舌侧血供。袋形瓣切口为牙槽骨和牙周组织

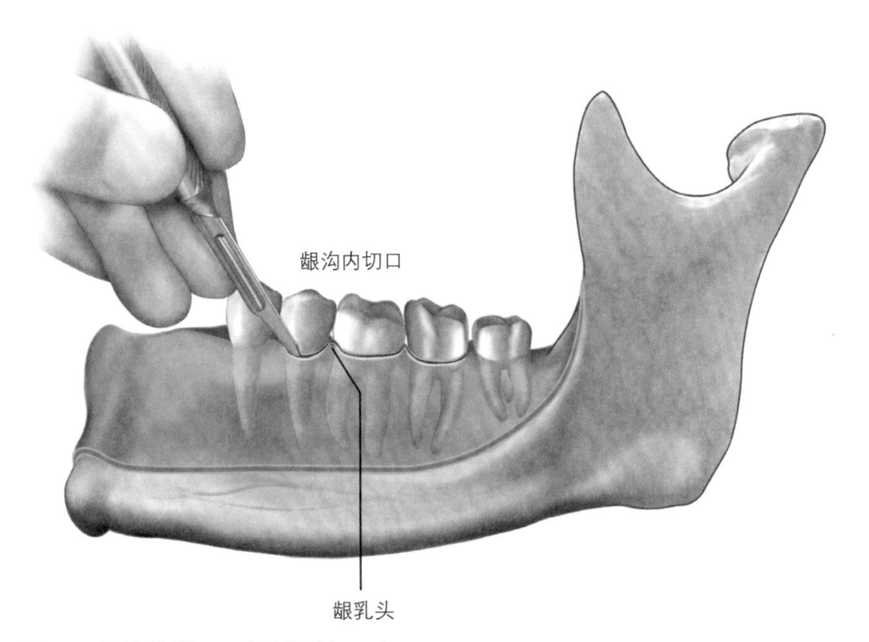

图5.1 牙槽嵴顶切口（无松弛切口）。

提供了良好的手术入路，但角化牙龈组织延展性差使手术入路有限。如果牙齿根尖区或根尖区牙槽骨需要显露，单独使用牙槽嵴顶切口可能会导致皮瓣撕裂，需要进一步处理。

牙槽嵴顶翻瓣开始沿着角化龈龈沟内使用精细的手术刀（例如11号或15号刀）锐性切开，从骨面将瓣翻起。

一旦龈沟被切开，首先用骨膜分离器的尖端将龈乳头从牙间区翻起。这个区域通常张力较大，早期剥离龈乳头可防止牙龈边缘其余部分的撕裂。一旦龈乳头被剥离，皮瓣的其余部分就可以从骨面上翻起，要时刻注意保持在骨膜下平面操作。在手术完成后，应将皮瓣与牙面紧贴缝合，以正确复位龈乳头。

松弛切口是牙槽嵴顶皮瓣的根方延伸部分，可以通过切断角化的牙龈边缘来改善骨面的显露。松弛切口可以位于牙槽嵴顶切口的近中（图5.2）、远中，或近中、远中同时切开（图5.3）。切口的位置取决于所需切口的面积、数量以及周围的神经血管结构，重点是尽可能减少对牙周组织的损伤。松弛切口不能单独使用，因为如果没有相邻的牙槽嵴顶切口，是不能显露所需下方结构的。

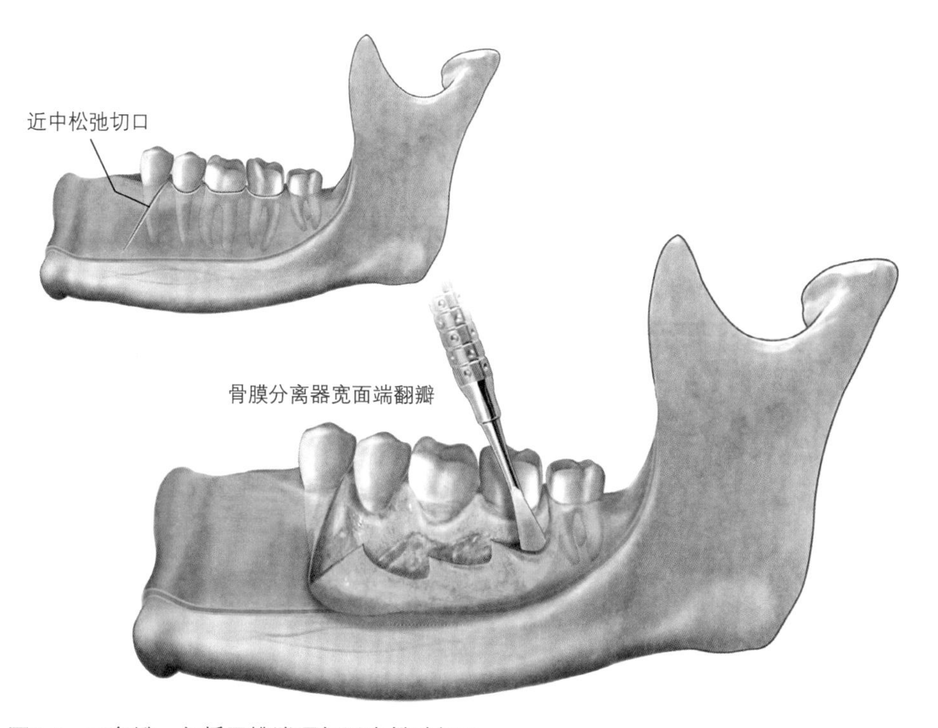

图5.2　三角瓣，包括牙槽嵴顶与近中松弛切口。

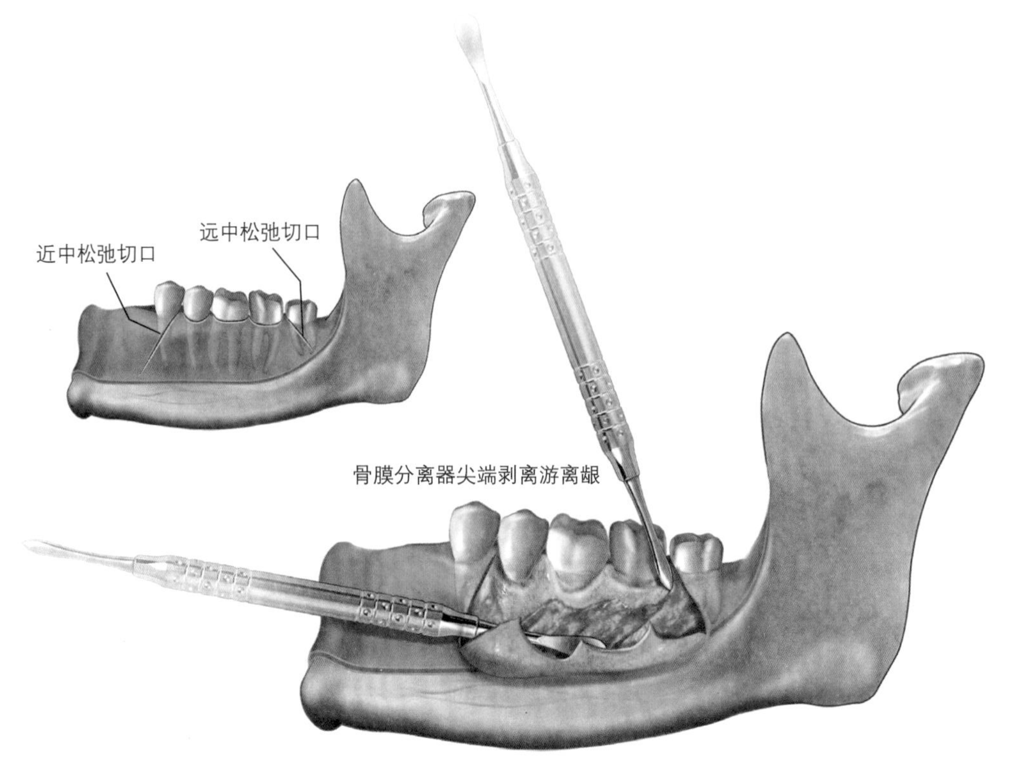

图5.3 梯形瓣，包括牙槽嵴顶切口和近中、远中松弛切口。

使用松弛切口有可能是在牙槽嵴顶瓣翻开后决定的，但理想情况下应该事先计划。尽管在两种情况下技术是相同的，但如果牙槽嵴顶瓣已经翻开，组织张力更难释放，操作更困难。使用合适的骨膜分离器翻瓣前，应该使用锋利的刀片切开全厚黏骨膜瓣并做一个松弛切口。松弛切口应从牙间牙龈（包括邻近龈乳头）开始，止于游离黏膜。当松弛切口临近神经血管结构（例如颏神经或眶下神经）时，应注意避开。皮瓣切开后可以使用骨膜分离器的宽端轻轻地将皮瓣翻开。

手术结束前应通过龈乳头褥式缝合将松弛切口重新复位。无须通过游离黏膜一期缝合切口，事实上，这个切口还可以用作外科引流口。

如果牙齿埋伏生长在软硬组织内，距离邻近萌出牙齿的牙冠较远，也可以使用**前庭沟切口**来避免对牙列的牙周膜和牙龈造成医源性损害（图5.4）。常见的病例是高位颊侧萌出的上颌尖牙，高达梨状孔边缘，可以使用前庭沟切口。前庭沟切口仅限于游离黏膜，因此任何翻开的皮瓣都是非常灵活的，可以很好地接触底下结构。

前庭沟切口仅在要被拔除的牙齿周围使用，并且要远离角化龈。切口两边都需要足够的可动黏膜以便缝合，而不会使牙龈张力过大导致牙龈退缩。

做前庭沟切口时要将黏膜绷紧。切口应该远离膜龈联合处至少3mm，并且与之平行

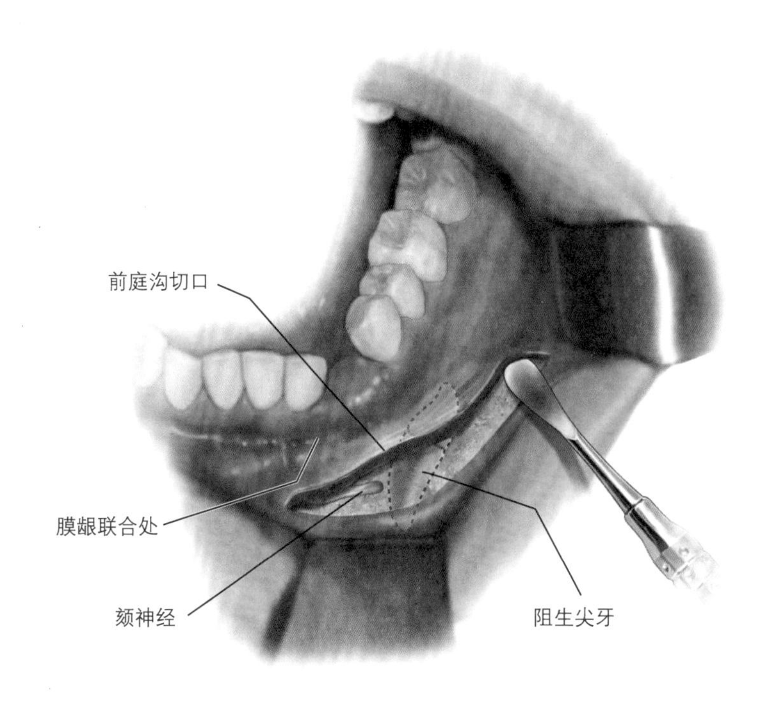

图5.4　前庭沟切口（用于阻生尖牙的入路）。

或稍凸起。切口开始应该垂直切开黏膜。一旦黏膜切开，再用手术刀切开黏膜下层和骨膜进入骨面。然后使用宽的骨膜分离器轻轻翻开皮瓣以显露下方的颌骨和阻生牙。

手术结束前可以使用简单的间断缝合术或连续缝合术缝合前庭沟切口。

5.4　去骨

一旦将牙齿和覆盖的牙槽骨显露出来，可能需要去骨，以便：

（1）消除阻生牙冠的任何骨阻力。

（2）去除球状根周围的牙槽骨，因为球状根的直径过大，阻碍了牙根从牙槽骨中拔除。

（3）创建楔入点使牙挺可以楔入牙根和牙槽骨之间以挺松牙根。

精确去骨是成功的关键。计划得当的去骨可确保牙齿与牙槽骨之间的间隙得到维持，为牙挺的使用提供精确的楔入点。小心地去除邻近牙根和神经周围的牙槽骨，可以防止这些结构的医源性损伤，也有助于防止术后并发症。

去骨的预期结果决定去骨位置。在大多数情况下，去骨是为牙齿或牙根创建一个

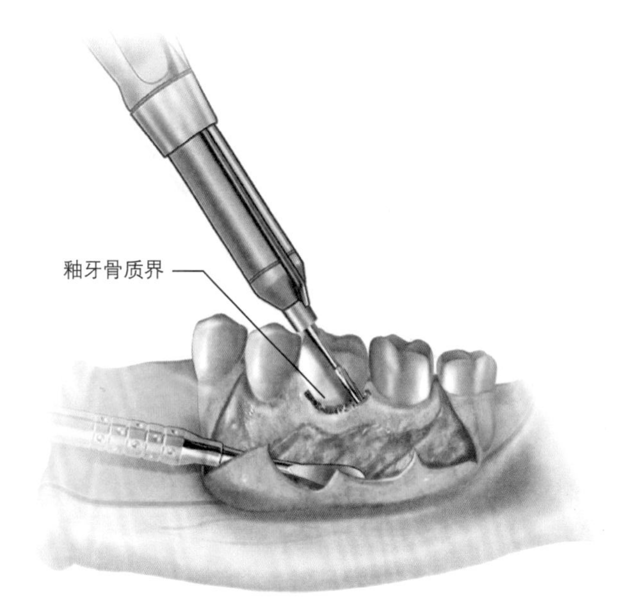

图5.5　颊侧骨沟用于低位磨牙拔除。

直接和开放的脱位通道（图5.5）。因此，去骨应该主要位于釉牙骨质界，尽可能宽而不损伤邻牙，并且尽可能绕过牙齿最突出的部分，同时也要为器械提供一个入路。

随着骨内种植体和即刻牙齿修复重建的出现，强调应该尽可能多地保存牙槽骨。为了保留足够的牙槽骨高度和宽度，可以采用一些技术通过分牙而不是去骨来拔除牙齿。

使用合适的拉钩牵拉软组织以显露去骨的部位。用外科手机和球钻或裂钻从牙冠开始轻轻地去骨。在几乎所有的病例中，整个牙冠显露到釉牙骨质界处被认为是去骨充分。尽管可能会因病例的复杂程度而有所不同，为达到预期的结果，或多或少需要再去骨。必须小心，不要钻到牙齿，因为这可能导致解剖结构的丧失或难以维持一个支点，同时造成一个薄弱点而可能导致冠折。为了防止产热造成骨坏死，整个去骨过程中都应该冲水，而且必须及时使用外科吸引器来吸除冲洗部位的冲洗物和碎片。

5.5　分牙

牙冠显露充分、去骨后牙根显露充分和拔牙空间足够，下一步将进行分牙。一般来说，分牙用于3种情况：去冠为拔除牙根创造空间、多根牙的分根和沿着单根牙的纵分。

当牙冠阻生时，去冠（将牙冠从牙根上去除）可以创建一个脱位口（图5.6）。即使牙冠没有阻生，去冠仍然是一项有用的技术，它可以显示多根牙的根部解剖结构，

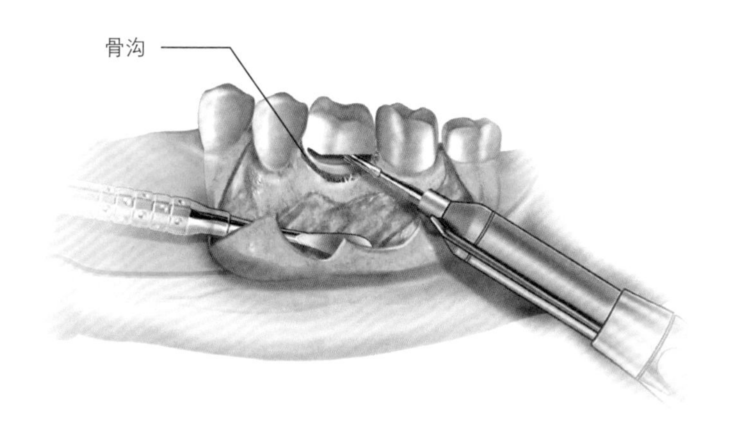

图5.6 去冠。

并为进一步地去骨和分牙提供额外的手术入路。为了去冠，釉牙骨质界应该首先从任何硬组织或软组织下显露出来。直的钻必须垂直地贴在牙齿上，可以穿过冠的整个深度分牙，注意不要穿过冠到周围的结构。此时可以使用牙挺完成，将牙冠取下。

分根可以用于多根牙，其中每个根可能采用不同的拔牙工具（图5.7）。分根可以使多根牙的牙根单独拔除，并降低因力量过大而损伤牙槽骨的风险。去冠后使得牙髓和牙根解剖结构更容易识别，进入牙根系统的根间区域也非常简单，这是最容易操作的（虽然这不是绝对必要的）。必须在分根术前评估和了解牙根解剖结构与变异。如果不根据牙齿解剖结构进行分根，可能会发生根尖折裂，从而导致一个更复杂的、更长的手术过程。

单根牙分根常见于尖牙，因为尖牙单根宽大、牙周膜面积大，而且周围的牙槽骨较厚且不易被压缩（图5.8）。为了保存牙槽骨，牙齿可以通过髓室纵分。牙根分成两半被分别挺出。以这种方式进行分牙对牙医的技术要求很高，使用得当可以显著改善该区域未来修复体重建的预后。

5.6 拔牙窝清理和缝合

拔牙后应检查牙槽窝有无牙齿残余、碎片以及牙槽骨或软组织的医源性损伤。用5～10mL生理盐水轻轻冲洗牙槽窝。如果邻近牙齿有牙菌斑或牙结石，应轻轻刮除以减少术后感染的风险。

检查牙槽窝及周围区域是否存在需要及时治疗的明显出血。拔牙后可能会出现短

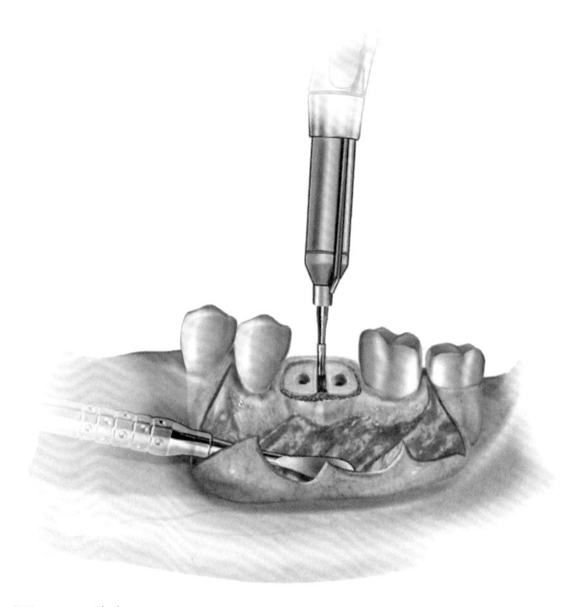

图5.7　分根。

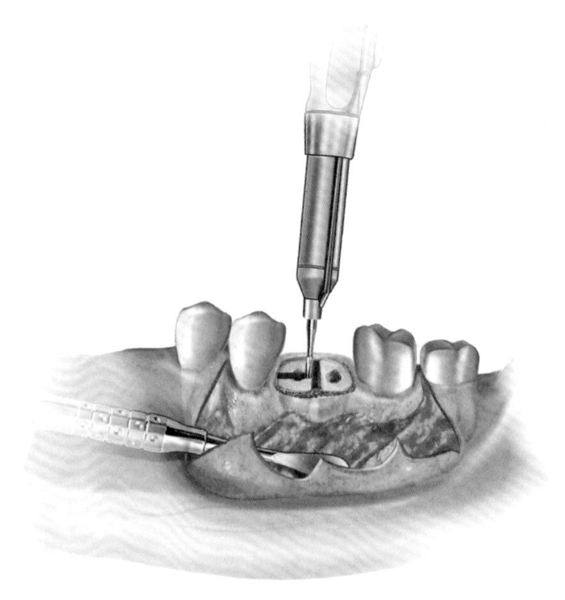

图5.8　单根牙分根。

暂的渗血，如果持续出血超过5分钟则需要积极治疗。如果简单拔牙术后有牙槽骨出血，必须先找到明确的来源，然后用可吸收明胶或纤维素基敷料覆盖在该区域。

外科拔牙术最后一步是关闭拔牙窝。使用间断缝合，任何软组织瓣都必须重新复位到原来的位置，特别注意恢复牙槽骨的外形。拔牙窝可以稍微开放以利于术后引流，从而减少术后疼痛和肿胀。

第6章
术中并发症
Intraoperative Complications

术中并发症是手术中不可避免的风险。尽管常常无法预测，但全面的术前评估、良好的手术洞察力和充分的计划可以将风险降至最低。同时也需及时处理术中并发症以避免术后问题。本章介绍拔牙术常见的术中并发症，以及如何预防和处理。

所有形式的手术都需术者在可控范围内使用有创性器械。这种可控的组织创伤可最大限度减少手术过程中对邻近组织造成的伤害，并可预测术后效果。然而，大多数术中并发症的发生都是由术者在使用有创性器械过程中失控或失误导致的。

虽然安全操作和洞察力可以将此类并发症的风险降至最低，但牙槽外科医生在其职业生涯中不可避免地会遇到本章所列的每种情况。在这种情况下，最大限度减少对患者的伤害是即时处理的目标。

6.1　唇部撕裂伤及灼伤

唇颊部活动影响了口腔外科医生的操作，与其他部位的手术相比，增加了额外的难度。唇部撕裂伤往往是由锋利的金属器械在进入或离开手术部位时无意接触唇部组织而导致的。唇部灼伤是由使用外科手机时牵拉保护软组织不足所致。两者均是严重的并发症，可能导致长期可见的瘢痕或挛缩，如果情况严重则需要行瘢痕修复术。

如果在手术过程中出现唇部灼伤或撕裂伤，则需要暂停手术操作，立即进行评估。应检查有无活动性出血，必要时采取压迫止血。在病历上记录并描述创面情况。最重要的是要确定受创区域性质（黏膜组织、皮肤组织、唇红组织等），这将对患者预后产生重大影响。

黏膜愈合后一般不会形成瘢痕，因此轻微的黏膜撕裂伤或灼伤预后良好。轻微黏膜灼伤可以采取保守治疗，可在术后第5天评估愈合情况。浅表黏膜撕裂伤可以使用快速可吸收线对位缝合，以促进愈合。

Principles of Dentoalveolar Extractions, First Edition. Seth Delpachitra, Anton Sklavos and Ricky Kumar.

Companion website: www.wiley.com/go/delpachitradentoalveolarextractions

大面积的黏膜灼伤或累及唇红组织及面部皮肤的灼伤或撕裂伤应该及时转诊至专科医院，由颌面外科医生接手治疗。

遇到以上情况时，与患者充分沟通是关键。唇部损伤应在术前风险知情同意书中明确列出并告知。损伤出现后必须告知患者事情性质、涉及范围、预后和术后护理。

6.2 邻牙或修复体损伤

牙挺使用方法是将牙挺楔入被拔除牙齿和周围的牙槽骨之间。因此，使用牙挺会在两个方向上施力：对被拔牙，同时也对牙槽骨施力。

如果使用不当，将牙挺放置在被拔牙和邻牙之间，邻牙会受拔牙力的影响，可能会导致邻牙脱位、邻牙牙冠崩裂缺损或邻牙修复体损伤。术前可通过X线片检查邻牙牙周的完整性、是否存在较大的修复体或冠修复，以评估风险（图6.1）。

邻牙脱位是一个相当棘手的问题。临床上如果怀疑邻牙已松动，应立即停止手术，检查该区域，以确保没有发生牙槽骨复合性骨折。邻牙如果松动，就不能再使用牙挺拔牙。此时只能使用牙钳或采用外科拔牙术。拔牙后应对脱位邻牙按标准牙齿脱位治疗方法处理。

如果邻牙存在修复体，由于修复体部没有天然牙齿的结构强度，该修复体在拔牙过程中容易脱落或断裂。任何脱落的破损修复材料或折裂的牙釉质都应被及时移除，

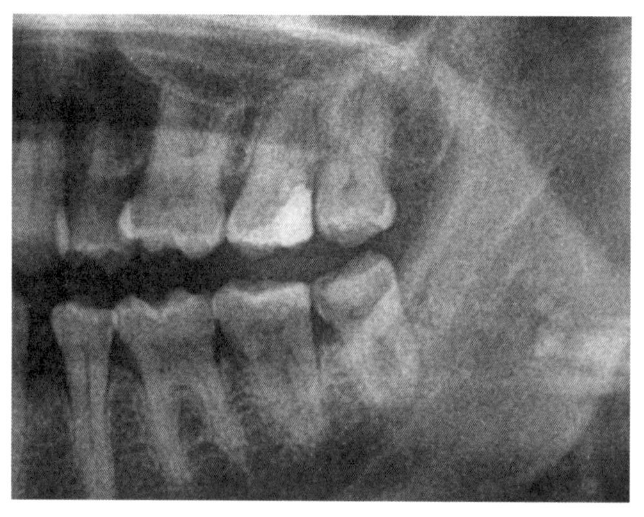

图6.1 上颌第二磨牙冠部有修复体。拔除上颌第三磨牙时如果不小心，容易对该修复体造成医源性损伤。

如果不慎误吞、误吸或推入间隙组织，可能存在窒息风险或引起异物反应。拔牙过程必须小心，对存在牙体缺损的邻牙要慎用牙挺。在术前告知患者，对邻牙修复体进行必要的调整，并在术后立即安排明确的修复方案。

6.3　下颌骨骨折

对下颌牙施加力不当可能导致下颌骨骨折。这种严重的并发症往往是由没有找到牙齿不能脱位的真正原因以及在下颌骨薄弱区域过度用力造成的。下颌骨骨折易发生在下颌骨萎缩或下颌骨过短的患者，经验不足的牙医不采用外科拔牙术拔除阻生牙时也容易发生下颌骨骨折。患有骨质疏松症或该区域异常病变（例如囊肿或肿瘤）的患者也可能会发生骨折。

如果听到响亮的“爆裂”声，伴随着疼痛加剧，以及下颌牙连续性中断、出现“台阶感”或牙齿纵裂、周边牙龈撕裂明显、周围出现血肿，则可能发生下颌骨骨折。

如果临床上怀疑出现这些情况，就必须拍X线片排除下颌骨骨折。下颌骨骨折X线影像是骨折线不规则、倾斜或垂直于下颌骨。如果确诊，应停止拔牙。需要由口腔颌面外科医生在全身麻醉下进行紧急治疗，并转介到最近的三级医院进行住院治疗。

6.4　牙齿误吸或误吞

牙齿掉入患者口咽部是一种突发医疗危急事件，应该按照紧急情况进行治疗。最严重的情况是牙齿进入主支气管或支气管，导致气道阻塞而窒息和心搏骤停。然而，更多情况是患者的咽反射被激活，触发吞咽，使牙齿被吞入胃肠道或通过呕吐物将牙齿排出上部呼吸道。

如果牙齿掉入口咽部，应根据基本生命支持方案对患者进行紧急治疗。如果患者出现呼吸阻塞的迹象，需要立即呼叫救护车，将患者转移到最近的医院，在支纤镜检查下取出异物。必须保证呼吸道通畅，通过面罩予以充足氧气。如果患者没有反应或没有呼吸，甚至出现心脏骤停，应开始心肺复苏，直到急救人员到达。

如果患者全身情况稳定，仍需要转诊至当地综合性医院急诊科，必须通过胸部X线片确定牙齿的位置，因为即使患者的临床情况稳定，仍有可能牙齿碎片已进入支气管。如果牙齿被误吞进胃肠道中，很可能会通过消化系统随粪便排出体外。

6.5 器械折断

器械折断通常发生在器械本身存在设计缺陷或将精细的器械用于非设计用途时。最常见的是用微创拔牙刀在切断牙周膜的同时去挺牙齿。因为微创拔牙刀刃端有一个小而锋利的末端，用于切断牙周膜，但不能承受沿其轴线的旋转力。

如果发生器械折断，必须小心取出断裂的部件。残留组织内的折断器械部件会形成感染病灶或引发异物肉芽肿反应，严重情况下可导致颌骨骨髓炎。需要通过手术来移除折断器械部件，也有可能需要在拔牙后对手术部位进行更深层次的手术探查。

6.6 术中出血

拔牙术中或术后出血是很常见的并发症。通常会自动止血，但如果术中出血处理不当，可能会导致危及生命的术后出血，引起血肿或瘀斑，需要输血或住院治疗。

术中出血的原因可能是软组织损伤导致血管撕裂或颌骨损伤导致营养管/中央血管出血。当存在炎症或感染时，炎症介质的舒张血管作用会加剧出血。许多全身疾病可能会增加出血风险，需要在外科手术之前进行专门的评估和处理。

拔牙术中意外出血的患者必须得到充分、有效的止血处理后方可离开。虽然有多种止血方法和材料可用，但有效止血的首选方法（通常也是唯一的）就是耐心地压迫止血或填塞止血。在绝大多数情况下，最好的做法是先拔牙，再采取止血措施。但如果是大量的活动性出血（例如颌骨动静脉畸形），则可利用该牙齿作为压迫止血敷料压迫止血。

立即咬住纱布块压迫止血5 ~ 10分钟以便口腔外科医生有时间准备需要的止血药物（表6.1）。必要时还可以通过促进血管痉挛和血小板栓形成方式止血。当出血量减少时，可系统性检查出血的手术部位，先从牙槽窝周围软组织开始，到牙槽窝所有骨壁，最后到牙槽窝底部。有时是单个出血点，但更常见的是拔牙区多处组织出血。如果发现单个出血点，例如牙槽窝或骨壁个别出血点，可采用骨蜡等方式局部控制出血。

如果拔牙区多处组织出血，最简单的方式是用可吸收止血材料填塞牙槽窝，再严密缝合。再用浸泡过0.2%氨甲环酸溶液或1：100000肾上腺素的止血纱布压迫止血半小时。

术中发生大出血且无法控制的患者需紧急转诊至最近的急诊科进行进一步探查和控制出血，并联系当地专科医院的口腔颌面外科医生会诊和协助处理。

表6.1 拔牙后出血的止血方法

局部浸润麻醉
缝合
外科纱布（浸泡或不浸泡止血药物）压迫止血
氧化纤维素止血材料
明胶海绵
凝血酶
纤维蛋白
氨甲环酸漱口液
海藻酸钠
骨蜡

6.7 口腔上颌窦交通

口腔上颌窦交通是口腔和上颌窦之间的直接开口。最常见原因是拔除孤立上颌磨牙时牙槽中隔处薄的牙槽骨折裂。通常发生在孤立的上颌第一磨牙或上颌高位阻生第三磨牙。然而，任何在解剖学上接近上颌窦的牙根均存在这种风险。也有可能是牙根或牙齿碎片脱位，进入上颌窦，导致口腔上颌窦交通。

术前通过全景片观察上颌窦窦底与牙根的关系，可以较精确地评估上颌第一磨牙术中出现口腔上颌窦交通的可能性。如果窦底低于根尖到釉牙骨质界距离的1/4时，则发生口腔上颌窦交通的风险较高。

口腔外科医生通常在拔牙完成后才能发现是否存在口腔上颌窦交通。大的口腔上颌窦交通可以在检查牙槽窝被直观发现，也可以在使用生理盐水冲洗牙槽窝时询问患者否有生理盐水从鼻腔后部流下的感觉（因为生理盐水从牙槽窝进入上颌窦后可从患者的鼻腔流出）。小的口腔上颌窦交通可以通过Valsalva试验（即捏鼻鼓气法）来检查牙槽窝内有无通气或气泡。任何阶段都应避免直接使用器械探查牙槽窝，否则有可能产生或加重口腔上颌窦交通。

如果上颌窦底穿孔直径＜5mm，口腔上颌窦交通可自行愈合。穿孔直径≥5mm，需要行手术修复治疗。如果不及时处理，有50%的患者会在48小时后发展为急性细菌性鼻窦炎。部分口腔上颌窦交通仅是窦底骨壁被破坏，但上颌窦膜完整，通常不需要手术干预就可愈合。

如果术中发生口腔上颌窦交通且未被发现，患者可能会在术后1～2周出现例如口鼻间液体反流、口鼻腔空气流通、声带共振改变或鼻窦炎的症状。

口腔上颌窦交通修补术和从上颌窦内取出移位的牙根或牙齿碎片是高难度的外科

技术，需要由口腔颌面外科医生操作。应在拔牙术前告知患者该并发症，必须转诊至专科医院治疗。由于患者有发生急性细菌性鼻窦炎的倾向，应在术前预防性使用口服抗生素，同时使用生理盐水鼻腔喷雾剂进行鼻腔灌洗。

6.8 牙槽骨骨折

孤立牙经受反复、负重的咀嚼压力，其牙根与牙槽骨紧密粘连。临床上使用常规器械与方式分离、拔除牙根粘连的牙齿容易出现牙槽骨骨折。

牙槽骨骨折块的大小范围不等，可以是粘连在牙根表面的小块牙槽骨，也可以是从颌骨上折断与牙齿粘连的大块牙槽骨复合体（图6.2）。较大的牙槽骨骨折可能涉及周围重要组织结构，需要进行必要的处理，例如上颌结节骨折可能导致口腔上颌窦交通。

如果拔牙时用力过度，或者相邻牙齿或软组织下方出现异常动度，口腔外科医生应怀疑牙槽骨骨折。大的“咔嚓”声可能与牙槽骨骨折有关，也可能与牙槽骨骨折无关。如果骨折延伸范围超过局部麻醉区域，患者可能会出现与骨折相关的疼痛。

如果仅发生小的颊侧牙槽骨骨折，手术重点在于安全拔除牙齿和保留牙龈软组织。如果骨折范围覆盖被拔牙牙根面，应使用骨膜分离器将骨折块与骨膜轻柔分离，然后将牙齿与骨折块作为一个整体取出。必要时对任何撕裂的软组织都应进行处理和缝合。

如果骨折块累及相邻牙齿的根面，应尽量保留骨折块与软组织附着，将被拔除的牙齿与粘连的骨折块分离。采用轻柔的力度使被拔除的牙齿脱位。如果未能成功分离骨折块，就不得不取出该骨折块，但这是以损伤邻牙未来的牙周健康为代价的，应尽可能避免这种情况发生。如果牙槽骨骨折块可以保留，就必须使其紧密黏附于软组织以保证骨折块血供和复位。因为从生物学上看，该骨折块与游离骨移植物基本相同，容易发生骨坏死和游离。

当骨折块较大且其他牙齿附着在骨折复合体上时，应优先将骨折块复位并用刚性夹板固定。虽然这种骨折看起来可能是相当严重的，但使用创伤学原则进行适当的复位和夹板固定可以带来良好的预后。推迟拔牙手术，直到骨愈合完成再进行（约在复位4周后）。拔牙时应使用外科拔牙术以减少拔牙时的力量。

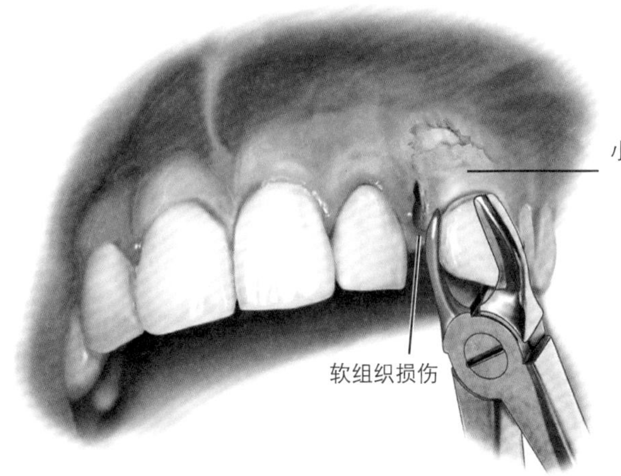

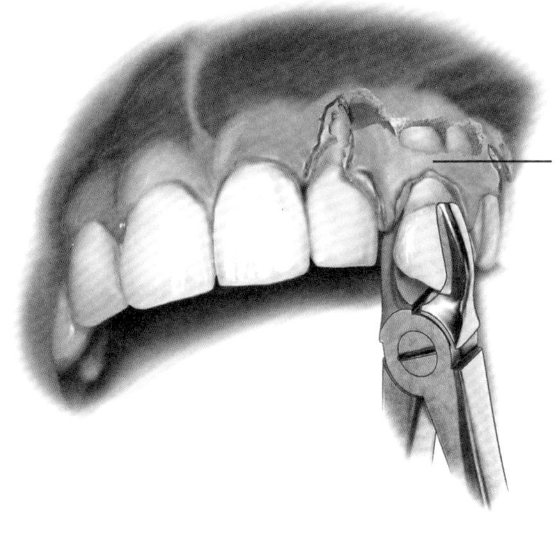

图6.2　小块和大块牙槽骨骨折。

第7章
第三磨牙手术
Third Molar Surgery

本章介绍第三磨牙手术，包括分类系统、难度评估、适应证和手术方法。

第三磨牙（智齿）拔除术相比于其他牙槽外科手术较特殊，治疗计划和手术方法难度较大。拔除第三磨牙的决定并不像拔除其他有病变的牙齿那么简单。事实上，在世界各地一些医学中心出于多种原因，提倡预防性拔除无症状、无病变的第三磨牙。但这种手术并非没有风险和并发症，因此仍然具有争议。

第三磨牙阻生的主要原因是第二磨牙远中和下颌升支之间的空间不足。这可能受到下颌发育不足、牙齿形态过大、牙列拥挤以及患者年龄的影响。然而，即使是口腔专家和口腔颌面外科医生也很难根据全景片检查来准确预测青少年第三磨牙未来的阻生情况。

第三磨牙拔除术比较复杂且有一定难度，原因有以下几点：

- 第三磨牙拔除术的适应证不同于一般拔牙术。
- 第三磨牙拔除术常需去除硬组织或软组织等阻力，需要术前计划去除。因此，第三磨牙拔除术几乎完全是外科拔牙术，而不是简单拔牙术。
- 下颌第三磨牙可能接近下牙槽神经管及舌神经。
- 上颌第三磨牙与上颌窦、上颌结节及相关血管结构关系密切。
- 第三磨牙与颈部周围深间隙关系密切，其感染较其他牙齿拔除术后可能更严重。

7.1　阻生第三磨牙拔除术的适应证

第三磨牙拔除术的适应证：可能造成症状或病变、影响整个牙列，或者作为综合牙科或医疗计划的一部分（表7.1和表7.2）。

第三磨牙通常是牙医在进行常规全景片检查时发现的，或者是由于患者出现萌出或食物嵌塞相关症状而进行检查时发现的。一般情况下，第三磨牙可以根据有无临床

Principles of Dentoalveolar Extractions, First Edition. Seth Delpachitra, Anton Sklavos and Ricky Kumar.

Companion website: www.wiley.com/go/delpachitradentoalveolarextractions

表7.1　第三磨牙拔除术的适应证［根据澳大利亚国家健康护理卓越研究中心（NICE）和美国口腔颌面外科医师协会（AAOMS）］

NICE指南	AAOMS适应证
有反复感染史（包括冠周炎）	疼痛
无法修复的龋齿	龋齿
无法治疗的牙髓病和/或根尖周病	冠周炎
蜂窝织炎、脓肿、骨髓炎	进展性牙周病治疗或控制需要
牙周炎	无法治疗的牙髓病或根尖周病
特殊医疗或手术状况下需要预防性拔除	急性和/或慢性感染（例如蜂窝织炎、脓肿）
修复治疗需要（包括义齿）	位置异常（错位、伸长、咬合创伤）
牙齿或邻牙出现外吸收或内吸收	牙齿大小或形态异常影响正常功能
与第三磨牙直接相关的疼痛	修复治疗需要
下颌骨骨折线上的牙齿	正畸治疗需要（利于牙齿移动或咬合稳定）
牙折断	下颌骨骨折线上的牙齿影响骨折治疗
第三磨牙导致牙源性疾病（包括囊肿和肿瘤）	囊肿或肿瘤手术治疗范围内的牙齿
影响正颌治疗或颌骨重建手术的牙齿	影响正颌治疗和/或颌骨重建手术的牙齿
肿瘤切除手术范围内的牙齿	因特殊医疗或手术治疗需要（例如器官移植、异体移植、双膦酸盐治疗、化疗、放射治疗）的患者进行预防性拔除
可作为牙再植的供体	因龋损导致牙髓显露
正畸治疗需要（如上颌后缩）	牙折断
	阻生牙
	牙齿或邻牙出现外吸收或内吸收
	患者知情并拒绝非手术治疗方案
	对邻牙存在潜在性危害
	利用第三磨牙作为供体进行牙再植
	阻碍邻牙正常萌出
	邻牙吸收
	牙源性囊性病变

表7.2　第三磨牙拔除术的禁忌证

年龄过大或过小

复杂的病史，可导致显著的术后并发症（例如该区域的放射治疗史）

需要三级医疗服务或全身麻醉的术中并发症风险高的情况（例如下颌骨骨折风险高）

影响手术入路或局部麻醉的急性问题（例如急性牙源性感染伴牙关紧闭）

表7.3　基于临床症状及牙周病变选择第三磨牙治疗方案

	有临床症状	无临床症状
有牙周病变	拔除	拔除
无牙周病变	（1）拔除 （2）观察 （3）外科拔牙术	（1）观察 （2）拔除

症状和有无牙周病变分为4类（表7.3）。症状包括疼痛、面部反复感染和伴有食物嵌塞的冠周炎。牙周病变症状包括牙周病临床症状：

（1）**有临床症状及牙周病变症状**。对于有临床症状及牙周病变症状的患者来说，拔除第三磨牙有益。在大多数情况下，需要通过完全拔除牙齿才能去除相关的病变，而不能采用保守的或较小的手术方法（例如牙龈切除术）。

（2）**有临床症状但无牙周病变症状**。患者出现疼痛或肿胀症状，但没有发生食物嵌塞。对症治疗后可暂时观察，直到其预后明确。如果观察期间患者出现反复不适，则可能需要拔除。同样，作为全口治疗计划的一部分，该牙也可以和其他第三磨牙一起被拔除。

（3）**无临床症状但有牙周病变症状**。这种阻生的第三磨牙从未表现出临床症状，但临床检查可探及牙周袋、龋齿或盲袋覆盖。建议预防性拔除这类第三磨牙，以防止相邻第二磨牙出现牙周病变。

（4）**无临床症状且无牙周病变症状**。这类第三磨牙的处理应考虑患者个体预后情况以确定个体治疗方案。为防止在老年时拔牙难度及风险增大，也可建议预防性拔除这类第三磨牙。然而，并没有足够的文献支持这种观点。

7.2　术前难度评估与分类

第三磨牙拔除术术前计划的主要难度在于其解剖结构、临床症状和适应证变化多样，以及可能影响单个病例拔牙难度等的众多其他因素。术前难度评估是决定手术成败的最关键因素，也是决定该病例是否应转诊至口腔颌面外科专家处理的关键因素。必须小心谨慎地做出决定，因为拔牙失败会引起患者严重的并发症，甚至引起严重的医疗法律问题。

全面的难度评估包括评估局部因素及全身因素，以及适应证和禁忌证，针对每个个体单独的情况（表7.4）。

第三磨牙阻生分类方法很多，但这些方法与手术难度之间的相关性不强，因此需要牙医对患者进行更全面的评估。然而，这些分类方法仍然有利于医生和患者之间的

表7.4 增加第三磨牙拔除术难度的局部因素及全身因素

局部因素	阻生牙类型及深度
	牙根发育程度
	与下牙槽神经管的接近程度
	龋病或牙周病
	张口度
	咽反射
全身因素	患者心理因素
	年龄
	性别
	种族
	体重

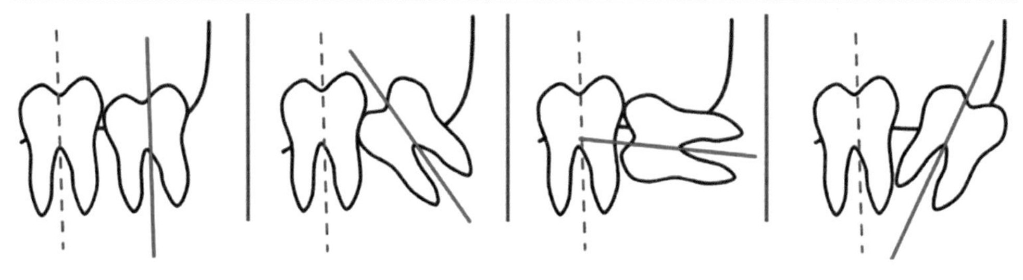

图7.1 第三磨牙Winter分类。从左到右依次为垂直阻生、近中阻生、水平阻生、远中阻生。来源：Freire, B.B., Nascimento, E.H.L., Vasconcelos, K. de F., Freitas, D.Q., & Haiter-Neto, F. (2019). Radiologic assessment of mandibular third molars: an ex vivo comparative study of panoramic radiography, extraoral bitewing radiography, and cone beam computed tomography. Oral Surgery , Oral Medicine , Oral Pathology and Oral Radiology, 128(2), 166-175. © 2019 Elsevier。

沟通与交流，并且可以帮助指导手术入路。

Winter分类是基于第三磨牙长轴相对于相邻第二磨牙长轴的方向（图7.1）。近中阻生是指第三磨牙长轴相对于相邻第二磨牙长轴近中方向倾斜。远中阻生是指第三磨牙长轴相对于相邻第二磨牙长轴远中方向倾斜。垂直阻生是指第三磨牙长轴平行于相邻第二磨牙长轴。水平阻生是指第三磨牙长轴垂直于第二磨牙长轴。

本章后半部分将根据此分类概述每种类型阻生牙的外科拔牙术。为了成功完成拔牙，必须始终遵守第6章中描述的手术原则，包括软组织切开翻瓣、合理去骨、适当的分牙与分根。

7.3 下牙槽神经风险的放射学评估

全景片是对第三磨牙进行放射学评估的最低要求。这里有两个原因。首先，当确定第三磨牙拔除术作为整体治疗计划的一部分时，需要采用全景片。其次，第三磨牙与其周围组织结构关系可以很好地在全景片上呈现，而口内根尖片很难获得口腔最后面区域的影像。

通过全景片可以对患者口腔进行系统性评估和全面检查，以排查其他隐匿性病变。接下来可评估第三磨牙，例如大小、位置、阻生类型、牙根发育程度、相关病变情况（例如牙源性囊肿或肿瘤、牙周病变、龋齿）以及与周围组织结构的关系。

下颌第三磨牙牙根与下牙槽神经的关系尤为重要。下牙槽神经损伤可导致暂时性或永久性麻木、感觉异常或感觉障碍，所有这些都可能使患者感到不适，并可能长期受困。因此，拔除第三磨牙时避免神经损伤至关重要。以下有7种放射学征象可能与下牙槽神经损伤有关，其中3种（已用粗体标记）相关性最高（图7.2）：

（1）**牙根与下牙槽神经管重叠**。

（2）牙根弯曲。

（3）牙根狭窄。

（4）牙根重叠影像。

（5）**下牙槽神经管白线中断**。

（6）**下牙槽神经管移位**。

（7）下牙槽神经管变窄。

注意，即使没有以上这些征象，下牙槽神经损伤仍可能发生。因此，建议如果发现以上征象中的任何一个，都需要使用CBCT进一步检查，并转诊至口腔颌面外科医生治疗。

7.4　拔除第三磨牙的手术方法

在任何第三磨牙的拔除方法中，所需的基本器械、最终确认和局部麻醉方法都与其他下颌磨牙的拔除方法基本相同。对于拔除上颌第三磨牙，需要颊侧和腭侧足量的浸润麻醉。对于拔除下颌第三磨牙，需要下牙槽神经阻滞、舌神经阻滞和颊侧浸润麻醉。

7.4.1　上颌第三磨牙

7.4.1.1　已萌出

尽管上颌第三磨牙的牙冠已完全萌出，但由于颌骨空间不足而偏颊侧或舌侧萌出，通常需要拔除。术前计划需考虑上颌第三磨牙牙冠大小及牙根变异。通常拔除上颌第三磨牙的方法与拔除上颌第二磨牙相似。如果牙根结构复杂，则建议使用外科拔牙术，并要遵循外科拔牙术的原则。

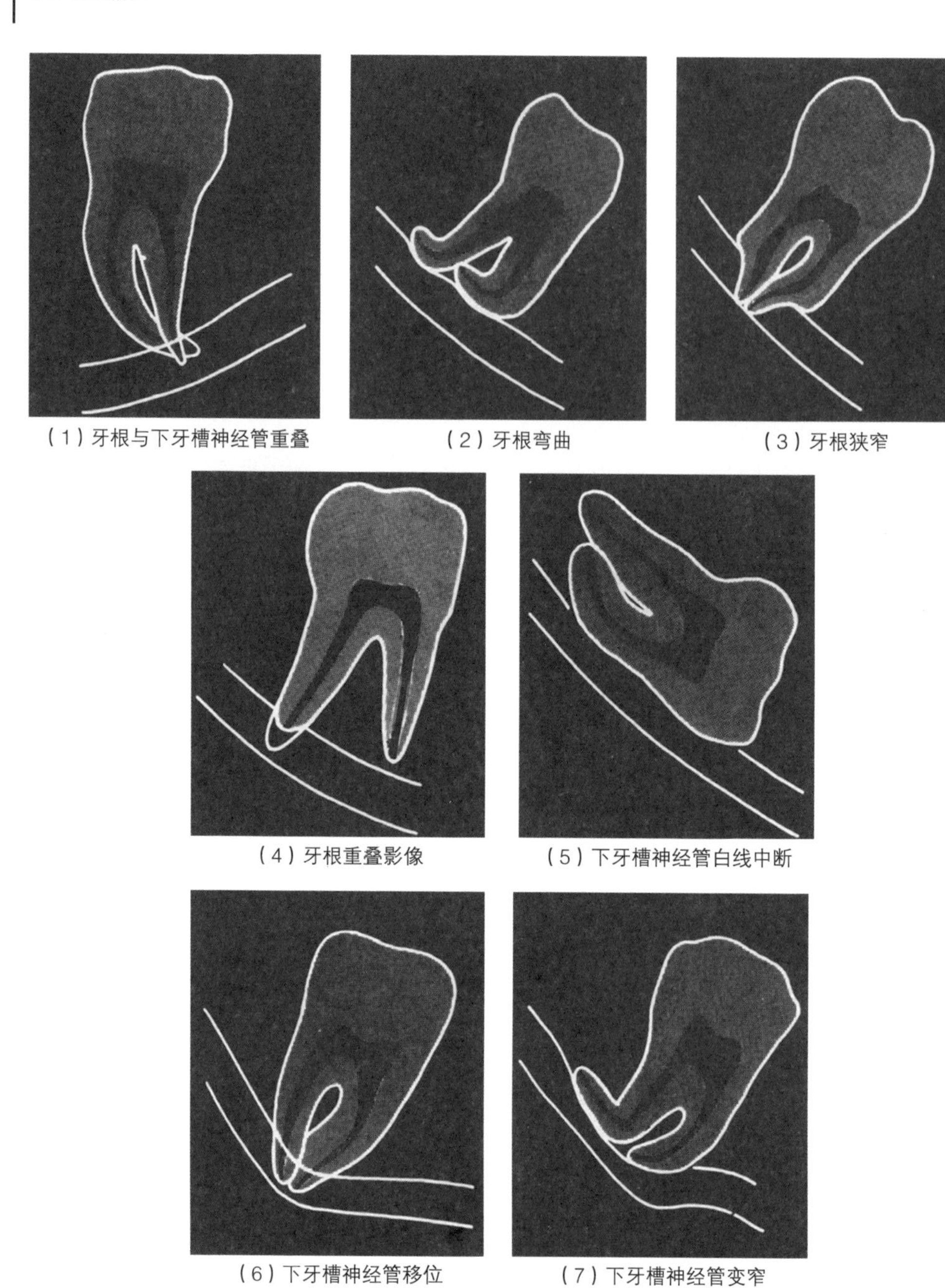

图7.2　在第三磨牙拔除过程中可能与下牙槽神经损伤风险增加相关的放射学征象。来源：J.P. Rood, B.A.A. Nooraldeen Shehab, The radiological prediction of inferior alveolar nerve injury during third molar surgery, British Journal of Oral and Maxillofacial Surgery, Volume 28, Issue 1, 1990, Pages 20–25. https://doi.org/10.1016/0266-4356(90)90005-6。经Elsevier许可出版。

7.4.1.2　未萌出或部分萌出

拔除此类牙齿的手术方法首先要切开软组织，翻瓣显露充分。可使用牙槽嵴顶切口加远中松弛切口或East Grinstead斜切口显露牙冠。由于牙冠周围上颌骨较软且较薄，即使拔除尚不完全发育的上颌第三磨牙，也很少需要去骨。有时需要去除少量骨以在牙冠与牙槽骨间的近中颊面提供一个支点。用弯牙挺（例如Warwick-James牙挺或Cryer牙挺）沿远颊方向挺松牙齿使其脱位。与所有外科拔牙术一样，应冲洗牙槽窝，检查有无牙碎片和牙槽骨的完整性，最后复位缝合牙龈瓣。

7.4.2　下颌第三磨牙

下颌第三磨牙的拔除方案取决于第三磨牙阻生的类型及深度。本节提供了每种类型阻生牙的基本拔除方案，但由于下颌第三磨牙的临床表现差异巨大，因此在不同情况下有许多基于口腔外科医生偏好和经验的方法是有效的。

7.4.2.1　近中阻生

（1）**软组织切口**。从第二磨牙的远中翻开袋形黏骨膜瓣，向近中延伸到第一磨牙颊侧牙龈中点。远中松弛切口包括第三磨牙显露部分和沿牙槽嵴顶约5mm的切口。如果预计需要大范围去骨，应考虑近中松弛切口或三角瓣切口。使用骨膜分离器轻轻翻起黏骨膜瓣以显露下方的牙冠和牙槽骨。选用适当的拉钩（例如明尼苏达拉钩）牵拉并保护被翻起的黏骨膜瓣。

（2）**去骨**。先确定第三磨牙牙冠与牙槽骨之间的骨质交界处，沿牙冠近中颊侧至远中颊侧磨出一条颊“沟”以显露达釉牙骨质界。第三磨牙牙冠远中近下颌升支处尽可能去除足够的冠周骨质，因为这是主要的骨阻力。

（3）**分牙**。尽可能沿牙根长轴向分牙，将牙齿分成近中和远中两部分。如果牙齿有2个牙根，就在根分叉处将牙齿分成近中部分和远中部分。对于单根的第三磨牙，尽可能多地去除牙冠的远中部分以创造牙挺出的空间。如果沿牙长轴向分牙困难，则先去除牙冠，再分根。用钻分牙后，用牙挺挺松并分块取出。

（4）**脱位**。通常先挺松并取出远中牙冠，无论远中牙冠是否连着远中牙根。一旦将其去除，牙挺就更容易楔入近中牙冠，使其向远中方向移动脱位拔除。如果牙槽窝内仍有残根碎片，最后需要清除这些碎片。

（5）**清理和缝合**。检查牙根并确保已完全拔除。用生理盐水冲洗牙槽窝，以清除术中可能残留的碎片。检查牙槽窝内有无出血、牙槽骨骨折或软组织损伤，并予以处理。然后复位黏骨膜瓣，先在第二磨牙的远中对位缝合，再缝合松弛切口（图7.3）。

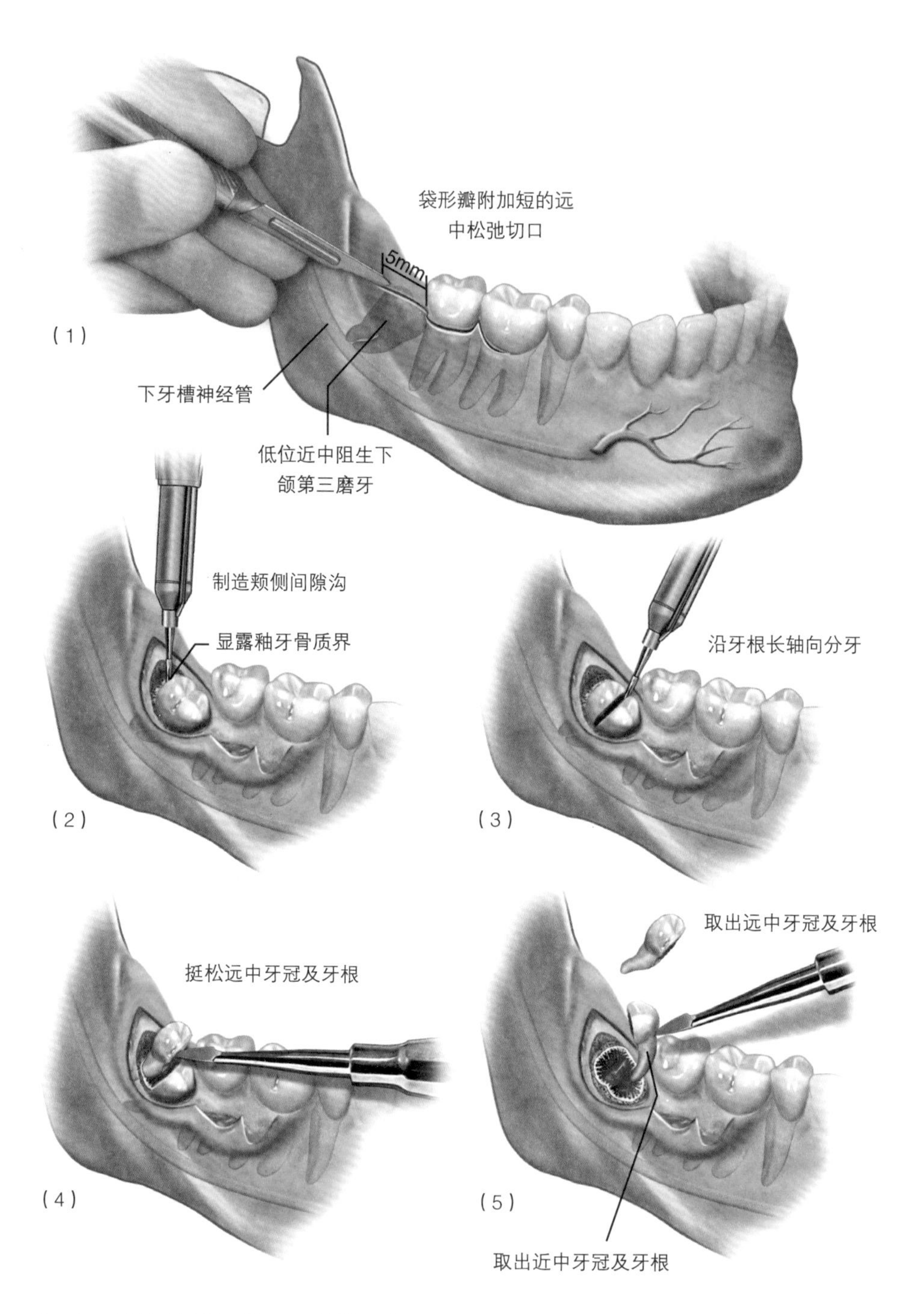

图7.3　下颌近中阻生第三磨牙拔除步骤。

7.4.2.2 远中阻生/垂直阻生

（1）**软组织切口**。从第二磨牙的远中翻起黏骨膜瓣，向近中延伸到第一磨牙和第二磨牙龈乳头。袋形黏骨膜瓣需增加沿牙槽嵴长5 ~ 10mm的远中松弛切口，包括第三磨牙显露部分以显露牙冠远中和下颌骨升支。使用骨膜分离器轻柔翻起黏骨膜瓣，显露牙冠及牙槽骨。使用适当的拉钩牵拉并保护黏骨膜瓣。

（2）**去骨**。先确定第三磨牙牙冠与牙槽骨之间的骨质交界处，沿牙冠近中颊侧至远中颊侧磨出一条颊“沟”以显露达釉牙骨质界。由于下颌升支难以进入，因此拔除远中阻生牙时需在牙冠最远中端大量去骨。

（3）**分牙**。考虑到有限的手术入路和钻的长度，沿牙长轴向分牙较为困难。因此，先去除远中2/3牙冠。保留牙冠近中部分可以提供用挺的支点，并且可以为了解牙根形态提供解剖参考。

（4）**脱位**。分牙后用直挺挺出远中牙冠。再用直挺楔入第三磨牙近中边缘和牙槽骨之间，挺松并拔除剩余冠根。如果有多个牙根，需要分根后再挺松拔除。

（5）**清理和缝合**。检查牙根并确保已完全拔除。用生理盐水冲洗牙槽窝，以清除术中可能残留的碎片。检查牙槽窝内有无出血、牙槽骨骨折或软组织损伤，并予以处理。最后复位黏骨膜瓣，先在第二磨牙的远中对位缝合，再缝合松弛切口（图7.4）。

注意，虽然垂直阻生下颌第三磨牙有时可以用简单拔牙术，但通常不这样做，因为使用传统的拔牙器械进入下颌后区的空间有限。因此，虽然在全景片上垂直阻生牙在技术上看起来很简单，但牙医必须随时准备使用外科拔牙术来完成拔除。

7.4.2.3 水平阻生

（1）**软组织切口**。水平阻生下颌第三磨牙拔除需要充分显露牙冠而去除较多骨质，因此需提供较大手术入路。袋形瓣向近中延伸至第一磨牙的颊侧牙龈中点，向远中沿牙槽嵴做5 ~ 10mm松弛切口，以充分显露牙冠和牙槽骨。

（2）**去骨**。使用裂钻或球钻去除牙冠周围牙槽骨，直到显露釉牙骨质界。继续沿牙齿颊侧去骨延伸形成深颊沟。因为第三磨牙紧贴第二磨牙远中牙根，所以需要大范围去骨，为第三磨牙的脱位提供空间。

（3）**分牙**。在第三磨牙釉牙骨质界分牙去除牙冠，将牙冠整块或分块去除后显露牙根。然而，需注意下牙槽神经可能就直接位于水平阻生的第三磨牙牙冠下方。因此，不建议直接用钻将牙冠完全切开，可能会造成医源性神经损伤。使用钻切割深至牙冠总宽度3/4处，并使用宽径牙挺（例如Coupland牙挺）以无创方式挺断。

（4）**脱位**。用窄径牙挺将牙冠整块或分块取出。牙冠去除后检查剩余牙根，必要时可分根，逐一取出牙根。

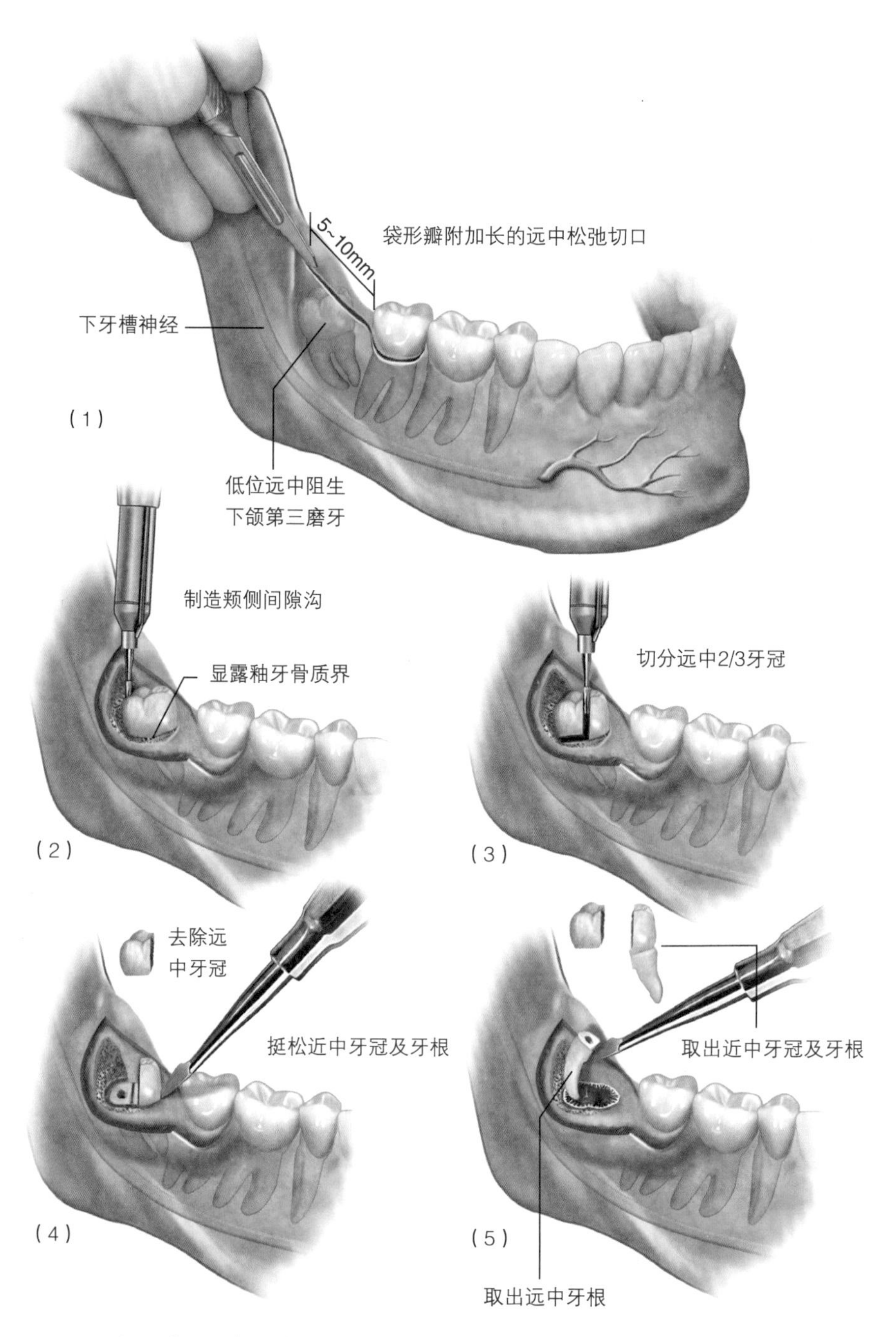

图7.4　下颌远中阻生第三磨牙拔除步骤。

（5）**清理和缝合**。检查牙根并确保已完全拔除。用生理盐水冲洗牙槽窝，以清除术中可能残留的碎片。检查牙槽窝内有无出血、牙槽骨骨折或软组织损伤，并予以处理。最后复位黏骨膜瓣，先在第二磨牙的远中对位缝合，再缝合松弛切口（图7.5）。

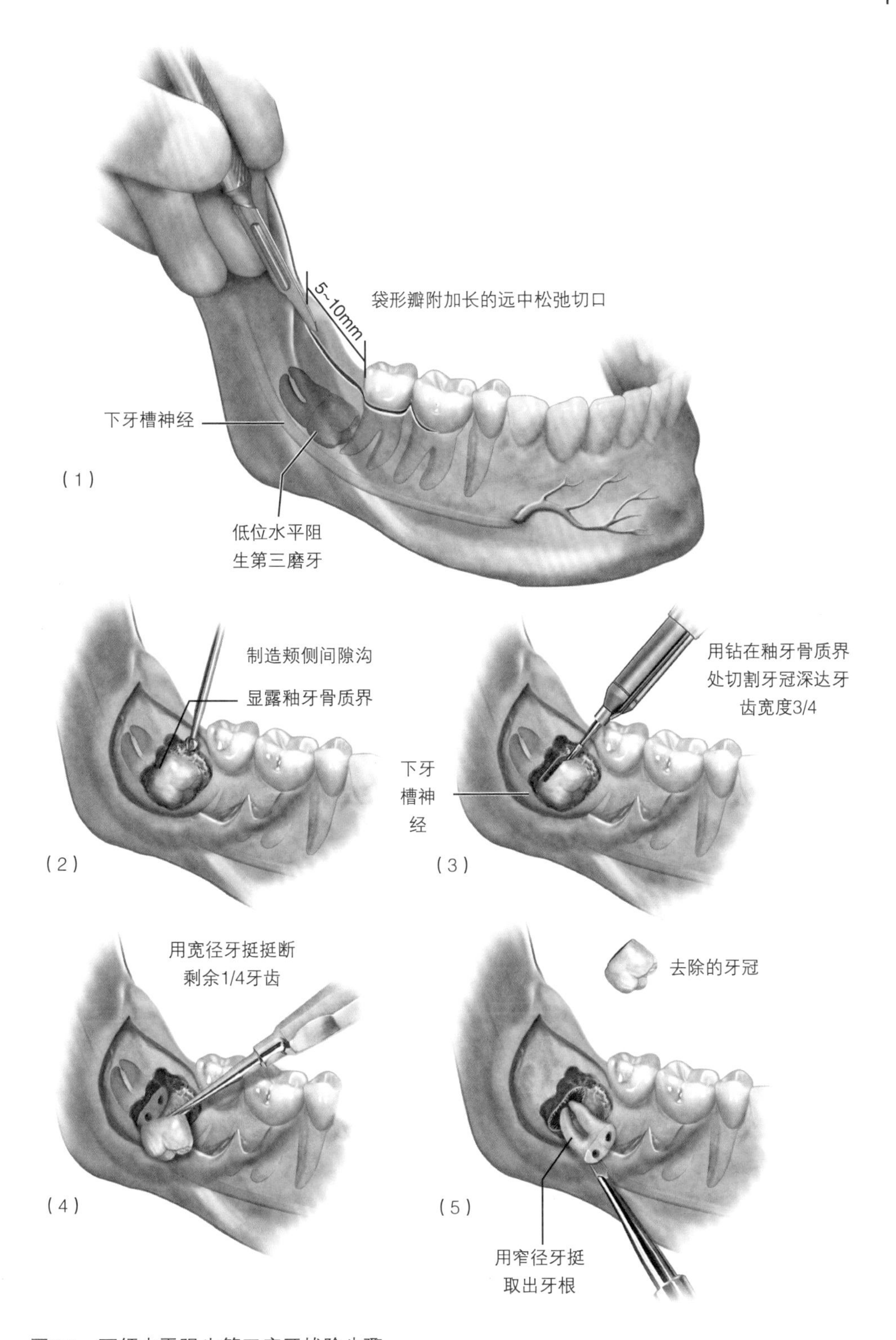

图7.5　下颌水平阻生第三磨牙拔除步骤。

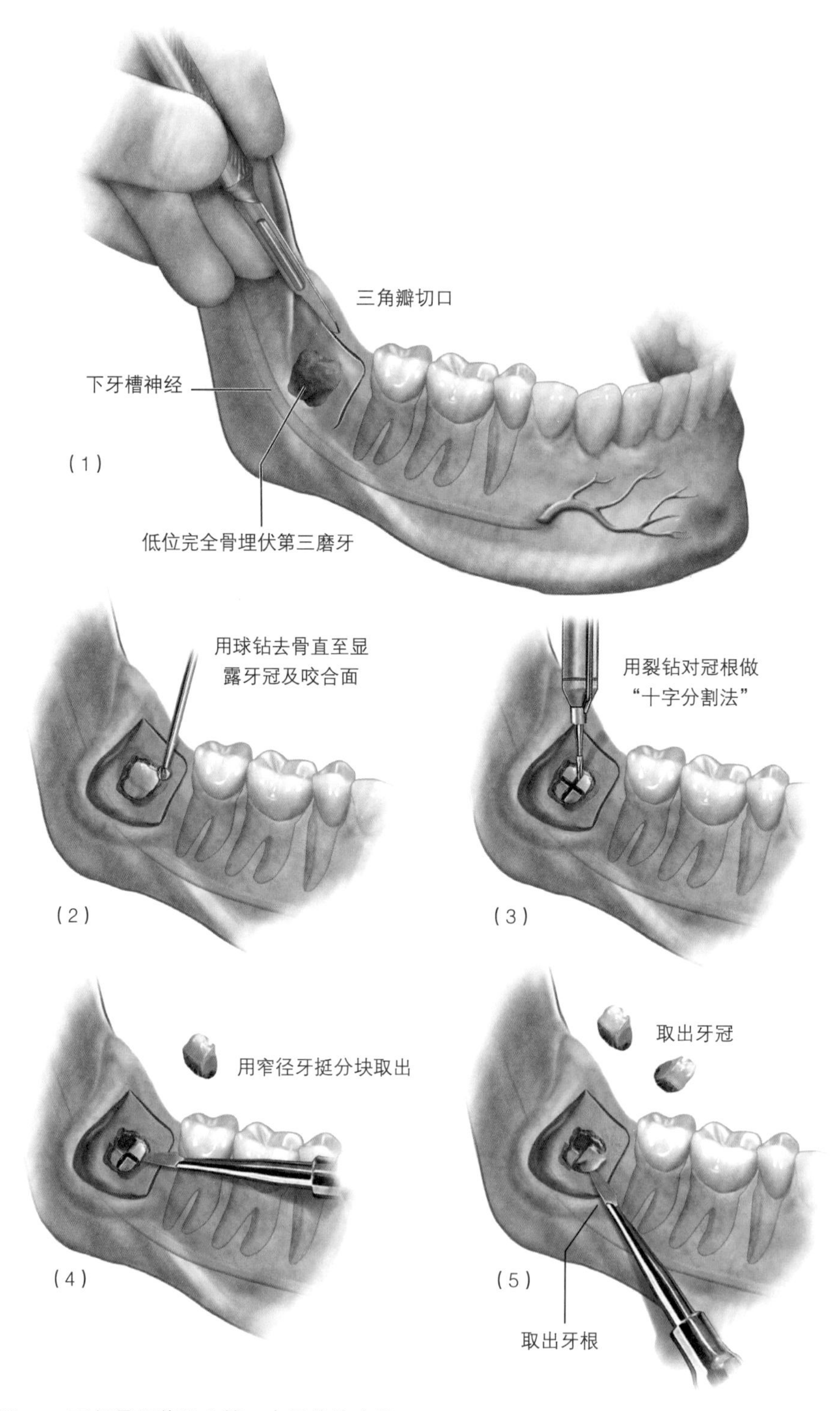

图7.6　下颌骨埋伏阻生第三磨牙拔除步骤。

7.4.2.4　完全骨埋伏阻生（牙根未完全发育成形）

（1）**软组织切口**。三角瓣切口适用于完全骨埋伏牙，它可提供需要的手术入路而不会影响邻牙的牙周组织。通常完全骨埋伏牙拔除不需要在邻近第二磨牙周围大量去骨，因此手术切口不需要累及周围邻牙。

（2）**去骨**。这种类型阻生的第三磨牙，翻起黏骨膜瓣显露下颌骨体部及下颌升支而看不到牙齿。通过X线片以邻近第二磨牙为参照物测量可确定第三磨牙牙冠位置，该步骤须谨慎，经深思熟虑后确定位置再开始去骨。这种情况适用球钻去骨，可磨除牙冠表面的骨质而不会钻入牙冠本身。一旦发现牙釉质（或者通过手机振动的细微变化感知），再使用球钻或裂钻继续显露牙冠的咬合面，显露到可以了解牙齿的解剖结构。骨窗不需要大到足以去除整块牙冠，因为牙冠可以被分块去除以减少去骨。

（3）**分牙**。用裂钻通过“十字分割法”将牙冠及牙根分成四部分。注意，这种类型牙齿的牙根未发育成形，切割的深度不必像其他类型阻生牙，避免切割过深而损伤周围牙槽骨及下牙槽神经。在钻切割完成后，可用宽径牙挺（如Coupland牙挺）挺断牙冠。

（4）**脱位**。用窄径牙挺将牙冠整块或分块取出，必要时可再次将牙冠分块或去骨以方便取出。拔除牙冠及牙根后，需用刮匙刮尽残留牙囊或牙胚组织。

（5）**清理和缝合**。检查牙根并确保已完全拔除。用生理盐水冲洗牙槽窝，以清除术中可能残留的碎片。检查牙槽窝内有无出血、牙槽骨骨折或软组织损伤，并予以处理。最后复位黏骨膜瓣，在三角瓣拐角处对位间断缝合，根据需要缝合创口（图7.6）。

7.4.2.5　颊舌阻生/其他

临床上还有很多种类型的阻生牙需要拔除。无论其临床表现如何独特，必须遵守显露牙冠、去骨、分冠及分根以方便脱位，以及避免损伤重要结构的原则。如果术前评估不能成功拔除第三磨牙，应转诊至口腔颌面外科医生。

第8章
合并全身系统性疾病或特殊状况患者的管理
Management of the Medically Compromised Patient

手术是使用医疗器械对身体损伤、特殊状况或疾病进行操作或去除组织的治疗。然而，手术的成功在很大程度上取决于患者生理上应对手术压力的能力，以及其组织愈合能力。因此，术前必须考虑患者的全身状况和所有潜在的危险因素，以及这些因素可能对手术结果造成的影响。

人口老龄化极大提高了当代口腔外科医生对基本医学知识的需求。需要进行牙槽外科手术的患者体质趋于虚弱，常患有多种疾病、服用多种药物，器官功能和愈合能力也逐渐下降。这些因素增加了发生术后并发症的风险，在某些情况下必须避免任何外科手术。因为即使是很小的手术也可能会导致这些患者原有全身疾病的严重恶化，甚至发生严重意外。

对于有严重病史的患者，需要与他们进行慎重的术前讨论，要特别注意以下3个方面：

- 拟定手术对患者全身系统性疾病或特殊身体状况的影响。
- 患者全身系统性疾病或特殊身体状况对拟定手术的影响。
- 患者使用的与全身系统性疾病相关药物对拟定手术的影响。

影响手术的全身系统性疾病或特殊身体状况有很多。可以使用一个思维模型来指导外科医生制订治疗计划以规范病例选择，降低术后发生并发症的风险，并最终取得更好的结果。

与牙槽外科手术相关的常见全身系统性疾病或特殊状况包括：

- 心血管疾病（包括高血压）。
- 骨质疏松症［药物相关性颌骨坏死（medication-related osteonecrosis of the jaws，MRONJ）］。
- 免疫抑制性疾病［包括糖尿病（diabetes mellitus，DM）］。
- 头颈部癌症或既往头颈部癌症病史。
- 长期使用皮质类固醇药物。

Principles of Dentoalveolar Extractions, First Edition. Seth Delpachitra, Anton Sklavos and Ricky Kumar.

Companion website: www.wiley.com/go/delpachitradentoalveolarextractions

- 出血性疾病或需要使用抗凝剂的情况。
- 妊娠。

本章概述了对可能影响牙槽外科治疗的全身系统性疾病、特殊身体状况或药物的管理。

8.1 缺血性心血管疾病

缺血性心血管疾病是口腔颌面外科患者中最常见的全身系统性疾病。缺血性心血管疾病最显著症状为心绞痛，劳累时慢性间歇性胸痛，休息或使用血管舒张剂后即刻缓解。严重缺血性心脏病可表现为急性心肌梗死引起的心搏骤停。牙槽外科医生要注意避免外科手术引起急性心脏病发作。

对于长期患有心血管疾病的患者或高危人群，应全面评估患者是否存在提示疾病发作的征兆或不稳定的缺血性症状。这类患者在牙槽外科手术过程中可能由于应激反应过度而发生急性心肌梗死，甚至导致死亡。这类患者应先请相关疾病科室医生会诊评估和排除禁忌后择期拔牙。

近期有急性缺血性症状发作病史的患者，例如心搏骤停、心肌梗死或新发与冠心病相关的心律失常患者，应在症状发生至少6个月后再行牙科手术。这也包括接受过药物或手术治疗的患者，如接受过冠状动脉搭桥术或冠状动脉支架成形术的患者。

8.2 感染性心内膜炎

细菌定植于心内膜组织（心脏瓣膜、腱索、隔膜缺损）可导致感染性心内膜炎的发生。感染性心内膜炎可以是急性的，可由强毒性细菌（例如金黄色葡萄球菌）定植于正常心脏瓣膜上引起；也可以是亚急性的，与既往异常的心内膜组织有关。感染性心内膜炎可导致许多严重的并发症，包括慢性瓣膜病、全身扩散性感染和血液栓塞性疾病等。

任何牙科手术，包括牙槽外科手术，都会导致短暂的菌血症，在已知瓣膜异常的情况下，发展为感染性心内膜炎的风险更高。因此，对这些患者，拔牙前需预防性使用抗生素以降低急性感染性心内膜炎发生的风险。这些患者包括：

- 有感染性心内膜炎病史患者。
- 有风湿性心脏病史患者。
- 人工瓣膜治疗史患者。
- 心脏移植术后并发心脏瓣膜性疾病患者。
- 先天性心脏异常患者：

- 6个月前行人工瓣膜缺损完全修复术；
- 人工瓣膜缺损已部分修复伴修复材料暴露；
- 缺损未修复伴左、右心房明显分流。

如果对患者是否需要预防性使用抗生素存在疑问，术前必须向患者的心内科医生寻求专业临床建议。

鉴于国际上预防性使用抗生素的指南并不统一，建议使用当地指南和现有抗生素。通常，在术前给予高剂量抗生素，并留有足够的时间使抗生素全身吸收达到峰值。经验性抗生素选择应使用对口腔菌血症有关的链球菌属敏感的药物。

8.3 高血压

高血压在普通人群中是一种常见的疾病。高血压患者常需要口服一种或多种降压药进行治疗，这可能会影响牙科治疗以及牙槽外科手术后镇痛药物的选择。

牙科治疗常会引起血压短暂升高。虽然这对健康人来说影响较小，但高血压患者的急性应激可能会导致高血压危象：血压突然严重升高而导致头晕、头痛和恶心，但很少会导致心律失常或出血性脑卒中。牙医需要了解患者最近一段时间的血压变化情况，并分阶段进行手术以减轻患者应激反应。

高血压患者通常使用多种药物的联合治疗，包括血管紧张素转换酶（ACE）抑制剂、血管紧张素受体拮抗剂（ARBs）、肾上腺素拮抗剂、钙通道拮抗剂和利尿剂。这些药物相互作用，与非甾体抗炎药（NSAIDs）联合使用时，有降低肾功能的倾向。三**重打击效应**是指同时使用ACE抑制剂或ARBs、利尿剂和NSAIDs引起的急性缺血性肾损伤。每种药物都通过独特的机制影响肾灌注：ACE抑制剂和ARBs通过抑制输出性小动脉的血管收缩来降低肾小球灌注压，而NSAIDs通过扩张传入性小动脉来降低肾小球灌注压。当这些作用与利尿剂的减容作用结合在一起时，肾脏的血流量就会大大减少，导致缺血和组织坏死。使用降压药的患者必须严格避免使用非甾体抗炎药。

降压药也可能导致直立性低血压的不良影响，即一种与姿势相关的血压下降。这些患者从坐姿到站立过程中，晕厥的风险增加。应注意让患者术后慢慢地坐起来，必要时协助患者直到他们能够舒适、安全地自由活动。

8.4 药物相关性颌骨坏死

MRONJ与使用抗骨吸收药物有关（表8.1）。虽然多数情况下MRONJ与这类药物有关，但其他药物也可能与其病理生理过程有关，例如抗血管生成药物和抗风湿药物。

MRONJ没有典型的临床症状和放射学表现，可表现为大面积的骨面暴露（图

表8.1 与MRONJ发生有关的药物

双膦酸盐类	利塞膦酸钠
	阿仑膦酸钠
	替鲁膦酸钠
RANKL抑制剂	地诺单抗
抗血管生成药物	贝伐单抗
	舒尼替尼
抗风湿药物（DMARDs）	甲氨蝶呤

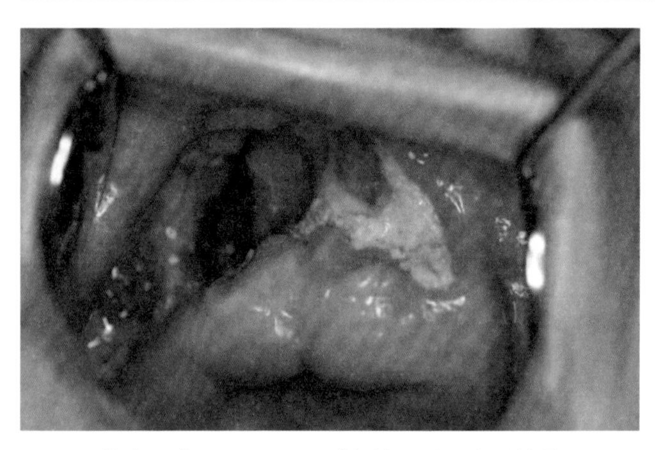

图8.1 临床照片显示MRONJ引起的严重且广泛的骨面暴露，类似恶性肿瘤。来源：Springer Nature。

8.1）、病理性骨折、口外瘘管或大的口腔上颌窦交通等（表8.2）。在没有头颈部放疗的情况下，患者持续以上症状或体征8周以上，且既往或目前有抗血管生成或抗骨吸收药物使用史即可诊断为MRONJ。导致MRONJ进展的最常见的始发因素是牙槽外科手术，但也可能是由牙外伤或牙源性感染引起的，少数情况下没有明显的诱发因素。下颌骨MRONJ发病率是上颌骨发病率的3倍，这可能与骨密度和血管分布差异有关。

MRONJ的病理生理机制尚不清楚。理论上认为这些药物抗破骨细胞活性损害了正常的骨转换，导致口腔中进行性骨坏死。目前仍不清楚为什么MRONJ只侵犯上颌骨和下颌骨，但推测可能与骨骼、牙齿、软组织和口腔微生物群之间的复杂关系及相互作用有关。

口服双膦酸盐的患者拔牙或其他牙槽手术后MRONJ总体发生率约为0.5%。每名患者的个体MRONJ发生风险较难预测，因为其发生率受许多特定因素的影响。首先，MRONJ的发展似乎与药物剂量有关。骨质疏松患者使用抗骨质吸收药物剂量较低，发

表8.2　美国口腔颌面外科医师协会——MRONJ临床分期

MRONJ[a]临床分期	治疗[b]
危险人群：口服或静脉注射双膦酸盐药物但未见明显骨坏死	无须治疗 健康宣教
0期：未见明显骨坏死但有非特异性的临床、放射学改变及症状	全身治疗，包括使用镇痛药和抗生素
1期：存在显露的死骨或可探诊的瘘管但无症状和感染症状	抗菌漱口液 每季度一次临床随访 长期服用双膦酸盐患者健康教育和适应证再评估
2期：存在显露的死骨或可探诊的瘘管并伴有红肿、疼痛或流脓等感染症状	口服抗生素对症治疗 抗菌漱口液 镇痛 清创以减轻软组织刺激和控制感染
3期：存在显露的死骨或可探诊的瘘管伴有疼痛、感染以及以下一种或多种情况：显露的骨坏死范围超出牙槽骨区域（到达下颌骨下缘或下颌升支、上颌窦或颧骨）导致病理性骨折、口外瘘管、口腔上颌窦交通/口鼻腔交通，或者骨破坏延伸至窦底或下颌下缘	抗菌漱口液 抗生素治疗和镇痛 手术清创或截骨以更长效缓解感染和疼痛

[a]接受抗骨吸收或抗血管生成药物治疗但未接受颌骨放射治疗的患者，其颌面部死骨显露或形成超过8周未愈合。

[b]在疾病的任何阶段，都应该去除坏死的游离骨段而尽量不显露未受影响的骨质。可以考虑拔除显露死骨内有症状的牙齿，因为拔牙不会加剧颌骨坏死。

生MRONJ的风险也较低。其次，药物使用时间较长可能增加患病风险，服用双膦酸盐药物超过3年的患者，患MRONJ的风险更高。最后，抗骨吸收药物的类型也可能影响个体患病风险。例如地诺单抗约有4个月的生物活性，消退后患者患病风险回归到一般人群水平。但是，双膦酸盐可能在骨中保持生物活性很多年，即使在停止用药后很长时间，也会长期增加发生MRONJ的风险。对于使用抗骨吸收药物的转移性癌、多发性骨髓瘤或恶性肿瘤相关的高钙血症患者，拔牙后MRONJ的发生率高达15%。

在使用抗骨吸收药物或抗血管生成药物的患者中，还有一些其他因素可能会增加患MRONJ的风险。这些因素也常与伤口愈合不良相关，包括糖尿病、吸烟、长期使用糖皮质激素、口腔卫生状况差和化疗等。

预防拔牙后MRONJ的方法包括：

- 风险评估。
- C端末端肽（CTX）检测。

- 药物假期（计划性间断治疗）。
- 保持良好的口腔卫生。
- 微创拔除技术。

对MRONJ高风险人群进行牙槽外科手术前需要结合每名患者的实际情况实施个性化的**风险评估**，并确保多学科参与的口腔护理与治疗。全面评估患者用药史，包括使用抗骨吸收/抗血管生成药物的剂量、时间、方式、适应证和其他全身情况，术前还需要评估拔牙的手术难度和技术需求。必须明确拔牙适应证，并且已经考虑和排除所有其他保守治疗。收集和评估患者病历资料，并与患者签署知情同意书，告知患者术后可能发生MRONJ的风险和相关的并发症。

CTX水平是骨转换的替代标志物。CTX评分低表明全身骨转换减少，可能与MRONJ风险增加有关。CTX在评估MRONJ风险方面的有效性存在争议。因为获得检测结果需要时间，对于具有MRONJ症状且需要紧急拔牙的患者，CTX检测不可行。表8.3列出了关于择期牙槽骨手术前CTX血液检查的建议。

暂时停止使用抗骨吸收药物或**药物假期**，可以减少这些药物对骨转换的影响，并降低发生MRONJ的风险。药物假期的长短取决于抗骨吸收药物发挥生物活性的时间长短。对于RANKL抑制剂，约为4个月；对于双膦酸盐类药物，抗破骨作用可以持续更长时间，这取决于双膦酸盐的类型。药物假期的好处必须与停止使用抗骨吸收药物的相关风险进行权衡，特别是对于严重骨质疏松患者或恶性肿瘤患者。未咨询患者的主治医生或专家就停止使用抗骨吸收药物可能导致严重的病理性骨折或相关疾病恶化。任何关于药物假期的决定都必须在多学科背景下，基于详细的风险-效益评估做出。

良好的口腔卫生创造了促进愈合的局部环境，并可能降低发生MRONJ的风险。建议患者拔牙前几周进行术前牙周治疗并保持良好的个人口腔卫生。术后应继续进行口腔卫生指导，包括短期使用抗菌漱口液，例如0.2%氯己定，以减少口腔细菌等。

拔牙过程中尽可能减少对口腔组织的创伤，做到微创拔牙。避免软组织损伤，少去骨、多分牙，最大限度地减少牙槽骨受力，可能会降低发生MRONJ的风险。但是，不是所有的牙齿都可以**微创拔除**，当需要外科拔牙术时，口腔外科医生必须具有足够的熟练程度和经验，以确保合理、高效地拔除牙齿，并以有利于愈合的方式管理软组

表8.3　基于C端末端肽（CTX）血液检测水平的MRONJ相对风险水平和治疗建议

CTX血液检测水平	相对风险水平	治疗建议
$<70\mu g/L$	高	暂停使用药物
$70\sim150\mu g/L$	中	暂停使用药物
$>150\mu g/L$	低	可拔牙

织。这包括在可行的情况下尽量减少翻瓣，最大限度地减少软组织的撕裂或创伤，使用大量无菌盐水彻底冲洗，对位缝合。对于没有经验的口腔外科医生，疑难病例最好转诊至专家或更有经验的上级医生。

MRONJ可发生在术后愈合的任何阶段。牙槽外科术后，应对高危患者加强术后监测，定期**随访**评估黏膜愈合情况。术后2周常规复诊，术后6周和12周时再次随访复查，以检查愈合情况并监测疾病的发生。

拔牙术后发生MRONJ的患者建议转诊至口腔颌面外科医生，以确保后续恰当的外科治疗，该内容不在本书的讨论范围内。

8.5　糖尿病

糖尿病指的是一种以血糖控制不佳为特征的疾病。可能是由自身免疫性胰腺疾病导致的胰岛素绝对缺乏（1型糖尿病），或者是由于组织对胰岛素激素不敏感而导致的胰岛素相对缺乏（2型糖尿病）。

糖尿病控制不佳会导致伤口愈合不良，并增加感染风险。口腔外科医生应在术前详细了解患者血糖控制情况。建议牙槽手术前检测患者的血糖水平，因为血糖过高或过低可能需要推迟手术，直到血糖控制良好再行手术治疗。尽管在决定是否进行手术方面，糖化血红蛋白检测结果不如血糖水平有临床指导意义。但如果需要了解患者血糖的长期稳定性，可以要求全科医生检测糖化血红蛋白。

通常，1型糖尿病患者通过定期注射或胰岛素泵补充胰岛素。这些患者最容易出现低血糖症状，因为禁食而不相应减少胰岛素的摄入可能导致血糖过低。低血糖发作情况危急，应明确告知患者在局部麻醉下进行牙槽手术之前不能禁食。

2型糖尿病患者可以单独通过饮食调整、口服降糖药或使用补充胰岛素进行调整，这类患者更容易发生高血糖，而很少发生低血糖。高血糖通常无症状，但严重时可出现恶心、疲劳、出汗和虚弱等症状。在极端情况下，可能出现糖尿病酮症酸中毒，这是一种严重的代谢障碍紧急状况，需要住院进行急症治疗。如果患者出现高血糖症状，建议转诊至内分泌科进行评估后择期手术。

对于全身麻醉下拔牙患者必须就患者的胰岛素使用方案和口服降糖药的管理方案请内分泌专家会诊，因为这可能非常复杂，需要根据手术时机、糖尿病类型、特定的胰岛素使用方案和其他可能影响血糖控制的系统因素而调整治疗。对于局部麻醉下拔牙患者应预约在上午进行手术，并建议术前正常进食。此外，临床上应提前准备葡萄糖口服液以便患者发生低血糖时迅速用药。

虽然糖尿病患者术后感染的风险较高，但不推荐常规预防性使用抗生素。建议密切随访，以便在发生感染时可以迅速和积极地治疗。保持良好的口腔卫生和严格控制血糖有助于降低感染的风险。

8.6 具有出血倾向

术中出血是一种常见的、可控的并发症，但偶尔也会难以控制。即使对于正常患者，术中止血也可能是一个巨大的挑战。因为手术部位的出血会迅速影响手术视野，使寻找和控制出血点更加困难。

对于有出血倾向的患者，这是一个更大的挑战，简单的止血方法可能不够。为了减少术中出血，术前应检查并评估患者出血风险，请专科医生改善各项指标以达到手术要求，准备术中可能用到的止血器械，以及充分的术后护理和指导来控制术后出血。

一般来说，如果在牙槽外科手术中怀疑有大出血或无法控制的出血，患者必须立即转诊至三级或专科医院进行治疗。门诊和社区牙科诊所通常没有配备专业人员或组织培训来处理严重出血。但口腔颌面外科医生的诊治环境通常可以达到处理这类并发症的标准。

对于出血风险较高的患者，一次手术的拔牙数量限制在3颗或更少为宜，因为手术创伤小、出血风险相对较低。如果患者在全身麻醉下进行拔牙，则尽可能一次性拔除，以降低患者面临多次全身麻醉的风险。

出血风险的增加可能是由存在出血疾病或使用影响凝血的药物造成的。

8.6.1 影响出血的先天因素和后天获得性因素

很多因素会影响正常的止血过程。这些因素可能是先天的，有一个已知的遗传因素；也可能是后天获得的，由另一种疾病发展而来（表8.4）。在普通人群中这些危险因素并不常见，而且患者往往不知道自己具有这些出血的危险因素。外科手术导致严重且难以控制的出血时，可能是患者首次知道自己具有出血的危险因素。因此，口腔外科医生必须仔细询问患者的病史，以便识别任何可能影响血小板功能或凝血级联反应的出血性疾病或其他疾病的家族病史。

表8.4中所列的任何一种情况都需要在牙槽手术前请血液科医生会诊。大多数已知有凝血障碍的患者都会进行专科治疗，如果需要手术治疗，需要预先制订治疗计划。必要时可咨询血液科和口腔颌面外科医生进行协同治疗以改善患者术前凝血情况。

8.6.2 药物

影响止血的药物主要分为两类：抗血小板药物和抗凝剂（表8.5）。抗血小板药物通过阻断参与血小板激活和聚集的血栓素A2-5-羟色胺-ADP正反馈循环来抑制血小板聚集。抗凝剂通过抑制凝血级联中的一个或多个凝血因子来影响凝血（见第1章）。

表8.4　影响术中凝血和增加术中出血风险的后天获得性因素和先天因素

<table>
<tr><th>后天获得性因素</th><th>先天因素</th></tr>
<tr><td>维生素K缺乏症</td><td>血管性血友病</td></tr>
<tr><td>肝衰竭</td><td>血友病A、血友病B</td></tr>
<tr><td rowspan="3">血小板减少症</td><td>先天性血小板减少性紫癜</td></tr>
<tr><td>凝血因子Ⅴ缺乏</td></tr>
<tr><td>凝血因子Ⅹ缺乏</td></tr>
</table>

目前这些药物仍常在临床上使用，这可能会增加手术出血风险，需要采取进一步的预防措施，例如，人工心脏瓣膜术后患者常需使用抗凝剂。这些患者需在较复杂的牙槽手术前使用抗生素预防感染。

8.6.2.1　服用抗血小板药物患者的牙槽外科手术前管理

对于手术范围较小的牙槽外科手术，抗血小板药物对术中出血只有轻度到中度影响，这种程度的出血通过填塞可吸收止血材料和缝合即可控制。抗血小板药物通常用于预防脑卒中和缺血性心血管疾病，患者停药后增加发生脑卒中或心肌梗死的风险。因此，权衡患者脑卒中或心肌梗死的风险和术中出血风险，不建议在拔牙前停用抗血小板药物。

表8.5　影响术中凝血和增加术中出血风险的常见药物

<table>
<tr><td rowspan="6">抗血小板药物</td><td rowspan="2">GPⅡb / Ⅲa抑制剂</td><td>阿昔单抗</td></tr>
<tr><td>替罗非班</td></tr>
<tr><td rowspan="3">ADP抑制剂</td><td>氯吡格雷</td></tr>
<tr><td>普拉格雷</td></tr>
<tr><td>替格瑞洛</td></tr>
<tr><td>COX抑制剂</td><td>阿司匹林</td></tr>
<tr><td rowspan="4">抗凝剂</td><td>维生素K拮抗剂</td><td>华法林</td></tr>
<tr><td>直接Ⅱa因子拮抗剂</td><td>达比加群酯</td></tr>
<tr><td rowspan="2">直接Ⅹa因子拮抗剂</td><td>阿哌沙班</td></tr>
<tr><td>利伐沙班</td></tr>
</table>

8.6.2.2 服用华法林患者的牙槽外科手术前管理

国际标准化比值（INR）可用于评估服用华法林患者的凝血功能。与其他药物不同，华法林的剂量在不同患者之间有显著差异，每名患者获得可预测的生理效果取决于正常的INR水平。此外，华法林对凝血功能的影响很容易与其他药物或全身疾病相互作用，从而影响肝脏代谢。在这种情况下，尽管之前凝血功能正常，患者也可能会发生过度出血的风险。应在拔牙前24小时内检查INR，以确保患者术后凝血正常。一般来说，当INR＜4.0时，进行拔牙是安全的，然而对于服用抗凝剂的患者，仍需采取局部止血措施，例如缝合，拔牙术后用氨甲环酸溶液纱布直接压迫止血至少半小时，术后3～5天，每天使用氨甲环酸漱口液3次等。

8.6.2.3 使用直接抗凝剂患者的牙槽外科手术前管理

使用直接Ⅱa因子拮抗剂和直接Xa因子拮抗剂不需要血液监测，因为它们的抗凝效果与服用相同剂量的华法林相接近。虽然没有可靠的血液检测来评估这类患者的凝血功能，但目前的共识是其管理与管理服用华法林的患者一样。即对于小的牙槽外科手术，这些抗凝剂不应停用，而采取局部措施控制术中或术后出血。如果计划进行大的牙槽外科手术，手术前应咨询患者的专科医生或转诊至口腔颌面外科医生后对直接抗凝剂进行管理。

8.7 肾上腺抑制

糖皮质激素是由肾上腺产生的内源性激素，在体内发挥复杂的生理作用。它们的主要作用是抗炎，也参与糖、蛋白质和脂质的代谢，维持血液电解质水平，并调节组织生长。

某些疾病的治疗需使用糖皮质激素或皮质类固醇药物（表8.6）。

应激刺激影响糖皮质激素的产生和释放。糖皮质激素不能储存，而是在需要时产生，由于原发性功能不全或外源性糖皮质激素对肾上腺的抑制，肾上腺无法产生足够的类固醇来满足应激时的生理和内平衡要求。这种情况下，患者有发生肾上腺危象的危险。肾上腺危象可在数小时内出现，临床表现为大量出汗、低血压、严重电解质紊乱、发绀、呕吐和虚弱。如果不及时诊断和治疗，可能发展为体温过低，严重低血压、低血糖，意识混乱，循环衰竭甚至死亡。

虽然牙槽外科术后肾上腺危象并不常见，但对长期接受类固醇治疗的患者来说仍应警惕肾上腺危象的发生。并不是所有服用皮质类固醇的患者在临床上都会出现明显的继发性肾上腺功能不足。服用药物持续时间越长、剂量越大，越容易引起肾上腺抑制。患者每天使用7.5mg以上的泼尼松龙（或同等剂量的其他类固醇，表8.7），术后2周以上发生肾上腺功能不全的风险增高。

表8.6　**需使用皮质类固醇的常见情况**

消化系统疾病	Crohn病
	乳糜瘘
	溃疡性结肠炎
呼吸系统性疾病	哮喘
	慢性阻塞性肺疾病
骨骼肌疾病	急性肌肉或关节损伤
	关节炎
皮肤病	扁平苔藓
	疱疹性疾病
血管性疾病	Wegener肉芽肿
	系统性红斑狼疮
	巨细胞动脉炎
肾上腺疾病	肾上腺功能不全

表8.7　**各种类固醇成分与皮质醇剂量等效表**

1mg皮质醇	1mg氢化可的松
	0.25mg泼尼松龙
	0.04mg地塞米松

同样，手术应激越大，导致肾上腺危象的可能性越大。口腔外科医生应根据手术难度、患者年龄、是否存在感染和预期的术后疼痛等因素来综合评估风险。

术后有肾上腺功能不全风险的患者应考虑在专科医生会诊指导下在围术期短暂增加类固醇剂量。

8.8　放疗后

放疗结合手术是目前公认的头颈癌的治疗方式。头颈部放疗破坏了正常的口腔生理功能，导致短期内黏膜炎症、唾液分泌不足、龋齿、牙周病和长期瘢痕形成。

头颈部放疗的一个严重副作用是放射性颌骨坏死（ORN）。放射性颌骨坏死临床特征为在没有肿瘤复发的情况下，既往辐射区域内骨坏死和死骨暴露且超过3个月无法愈合。据研究，受辐射的骨会缺氧、细胞减少和血管减少，使其承受创伤和感染的能力减弱，加速放射性骨坏死的发展。此外，放射性骨坏死的风险是始终存在的，放疗区域内拔牙发生放射性骨坏死的风险并不会随时间的推移而降低。

放射性颌骨坏死可自发发生，但通常拔牙等牙槽骨损伤会促进其发展。骨坏死的严重程度各异，从少量无症状骨暴露，到广泛暴露与病理性骨折、口外瘘管或涉及鼻窦及鼻旁窦的溶解性病变。晚期放射性骨坏死可能需要长时间的外科治疗，包括手术切除和游离皮瓣重建，这可能对患者及其治疗团队构成重大挑战。

放射性颌骨坏死主要发生在下颌骨，且常发生在下颌骨体（图8.2）。最常见于下颌骨或上颌骨接受到的累积剂量超过60Gy的辐射的情况。许多其他因素也可能影响放射性颌骨坏死的发生，包括肿瘤部位与大小、营养不良、口腔卫生状况差和免疫抑制。在高危人群中，拔除下颌后牙区牙根位于下颌舌骨线下的牙齿时发生放射性骨坏死的风险最高。

过去发生放射性骨坏死的风险高达35%。然而，随着强度调控放射治疗的发展和减少放射治疗对牙槽骨损伤意识的提高，目前放射性骨坏死发生率降低为5%。

头颈癌患者应由多学科团队联合管理治疗，大型医院可以管理患者治疗的各个方面，包括拔牙术。但在农村地区，多学科合作对牙科诊所来说，可能比较困难。

8.8.1 头颈部放疗患者的管理

高压氧（HBO）治疗已被考虑用于需要拔牙的患者和已确诊放射性颌骨坏死的患者。关于高压氧的作用存在争议，因为迄今为止对它进行的各种研究得出相互矛盾的结果。因此，有可能接受高压氧治疗的患者应转诊至口腔颌面外科。

预防使用抗生素可能有助于降低拔牙术后发生放射性骨坏死的风险，但风险降低程度可能只有1%。一般来说，预防放射性骨坏死的抗生素处方与预防感染性心内膜炎的处方类似，术前使用针对常见口腔致病菌的、单一的大剂量抗生素。预防性使用抗生素也应遵循当地指南。

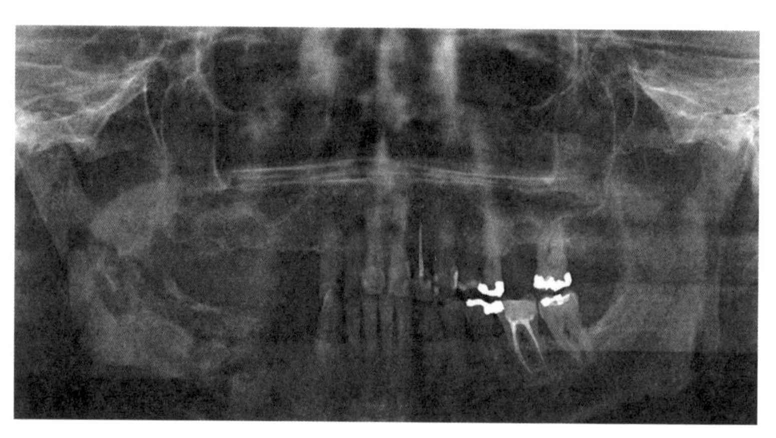

图8.2 全景片显示放射性骨坏死晚期患者下颌骨病理性骨折。

8.9 肝功能、肾功能受损

肝和肾在人体内具有协同作用，参与体液与电解质的调节、废物排泄、激素分泌和新陈代谢。肝功能、肾功能受损可以单独发生，但由于肝、肾两个器官之间的密切生理关系，患者常常会同时出现肝肾功能受损。肝肾功能受损病因复杂，导致这类疾病患者的临床表现广泛。

肝功能、肾功能受损对患者生理的后遗症可能是复杂的，会影响进行牙槽外科手术的决定和预期的术后结果。在这样复杂的条件下，使用本章开头描述的框架，概述疾病对拟行牙槽外科手术的影响及拟行手术对疾病的影响，明确处方药物对手术的影响是有意义的（表8.8）。

表8.8 肝肾疾病患者术前评估

	肝	肾
疾病对手术的影响	患者肝衰竭可能与乙型和丙型肝炎这两种传染性疾病有关	慢性贫血可能导致术前血红蛋白水平低，需要专科治疗
	术后用药需要根据肝功能调节剂量	术后用药需要根据肾功能调节剂量
	预防性使用抗生素	预防性使用抗生素
	晚期肝病患者可能有相关凝血障碍，出血风险增加	患肾脏疾病的患者常患有高血压，且通常肾损伤更严重
手术对疾病的影响	术后应避免使用对乙酰氨基酚和阿片类药物，因为这可能导致急性肝衰竭	术后应避免使用非甾体抗炎药，因为这可能导致急性肾衰竭
药物对手术的影响	晚期肝衰竭患者可能服用多种影响手术的药物	血液透析患者在透析期间和透析后需进行抗凝，这增加了出血的风险

8.10 孕期和哺乳期

在接诊孕期或哺乳期患者时，口腔外科医生应始终权衡手术的必要性与风险性。一般来说，任何口腔择期手术包括牙槽外科手术应推迟到分娩后。避免孕期手术和心理应激、术后药物治疗及牙科X线片检查。

只有在绝对必要的情况下（例如急性牙源性脓肿），才对孕妇进行牙拔除术。情况允许的条件下，应考虑其他牙科治疗（包括牙髓治疗等）。必须进行牙拔除术时，建议转诊至有产科协助治疗的多学科服务机构。

第9章
术后护理与术后并发症
Postoperative Care and Late Complications

术后护理是患者从治疗计划到完成拔牙术的整个过程中的重要组成部分。通过口头或书面形式对患者进行充分的早期术后管理和家庭护理指导，能显著降低短期和中期并发症的风险。

9.1 术后初期

拔牙完成后，应当即刻完成以下操作：

- **手术位点充分止血**。手术位点活动性出血是拔牙术后最常见的并发症之一。对于患有全身疾病的患者，诊断出血原因是比较简单的；对于其他患者，应当使用更严格的方法。对于所有患者，无论在手术过程中采用何种止血措施，都可以通过在手术部位立即放置湿润的纱布并要求患者在术后紧紧咬住约10分钟，来简单预防手术部位出血。10分钟后去除纱布，检查止血效果。如果继续出血，则需要在患者出院前按照第6章所述进行处理。
- **暂时避免进食、漱口或吐痰**。拔牙后，大多患者想要漱口或吐痰。这些行为会破坏新鲜牙槽窝内稳定血凝块的形成。建议患者在术后半小时内避免进食、漱口或吐痰。这些注意事项需要在取出止血纱布后，立即明确告知患者。
- **评估患者的身体状况**。对于患者来说，拔牙有时可能是一种难以承受的经历。再加上他们长期保持仰卧位，拔完牙后可能导致体位性低血压或血管迷走性晕厥。建议在牙椅上休息一段时间以降低晕倒的风险。有服用降压药史的老年患者更容易发生体位性低血压。应该用非正式的方式，使用开放性问题来评估患者的状况。尽管在拔牙后半小时内应避免饮水，但如果患者感到头晕，可以给患者提供冷水或葡萄糖饮品。

Principles of Dentoalveolar Extractions, First Edition. Seth Delpachitra, Anton Sklavos and Ricky Kumar.

Companion website: www.wiley.com/go/delpachitradentoalveolarextractions

9.2 术后指导

术后指导应当同时采取口头和书面形式告知患者，一般包括以下信息：

- **术后小结**。应当包括告知所拔除的牙位，以及术中是否改变了手术计划。
- **术中所发生的并发症的告知**。任何术中并发症，包括邻牙损伤、修复体或其他组织损伤，都应该告知患者。如果因为残留牙根或口腔上颌窦交通等原因，需要进一步的手术或转诊，应当告知患者，并转诊至口腔颌面外科医生。
- **预期的术后病程**。根据拔除牙齿的数目和牙位复杂程度的不同，患者常规术后病程也可能有很大差异。必须让患者了解可能发生的疼痛、肿胀、瘀斑或轻微出血等情况的程度与性质。还应提供患者在家处理这些术后并发症所用到的镇痛药、冰袋和下颌托等物品并告知使用方法。
- **常见及罕见并发症的危险信号**。必须对患者宣教即将可能发生的术后感染、血肿或长期神经损伤的早期预警信号。早期再评估和适当转诊是减少术后并发症发生率的关键。
- **术后复诊和随访**。应在术后告知患者复诊时间。一般来说，对于没有其他并发症的患者，可以1周后复诊；对于有其他并发症或有轻度出血风险的患者，应在24小时及1周时复诊，确保早期发现术后并发症。
- **术后用药及用药指导**。所有术后用药都应该有明确的书面使用说明。
- **口腔卫生及营养指导**。应告知患者拔牙术后如何进行口腔护理。术后的疼痛和恶心可能会影响进食，从而导致脱水和营养不良，应当进行营养指导。
- **自我保健建议**。应告知患者避免饮酒和吸烟，需要充分休息，避免剧烈运动，这些都有助于患者顺利度过恢复期。

9.3 术后用药

常见的**止痛药**通常可以缓解拔牙术后的轻微不适。非甾体消炎药（NSAIDs）往往是最有效的，并且不需要处方即可获得。如果需要额外的镇痛，可以联合使用对乙酰氨基酚和非甾体消炎药。

用**抗菌漱口液**替代盐水漱口，例如0.2%的葡萄糖酸钠氯己定溶液，已被证明能降低牙槽骨炎的发生率，可用于口腔卫生状况差或有吸烟史的高危患者。氯己定漱口液的使用最好不要超过2周，否则会引起明显的牙齿变色。

没有证据表明简单拔牙术后需要常规使用抗生素。只有当伴有面部肿胀的急性牙源性脓肿需拔牙时或牙周软组织感染化脓时，拔牙术后才使用抗生素。仅有不可逆牙髓炎的牙齿拔除术后不太可能导致急性牙源性感染。

9.4　24小时值班服务和三级医院转诊

提供牙槽手术及拔牙服务的牙科医疗机构必须提供24小时的值班服务或替代方案，以备处理非工作时间发生的并发症。拔牙术后的并发症可能发生于拔牙术后的任何时候；在少数情况下，拔牙术后的并发症可能危及生命。

在评估和确定并发症后，患者可能需要转诊至当地医院的口腔颌面外科。每个开展牙槽外科的诊所都应事先规划转诊至当地医院的流程，以便患者转诊。与接收部门的临床医生进行口头和书面沟通是安全、适当的患者交接的重要组成部分。

9.5　术后并发症的处理

虽然拔牙术中并发症的种类很多，但术后并发症较少。然而，这些术后并发症也同样值得关注，因为它们是患者寻求计划外紧急治疗的主要原因，且这种情况还可能发生在非工作时间。患者可能在不可预测或延误的时间求诊，因此口腔外科医生必须做好紧急治疗或转诊的准备来处理这些并发症。

9.5.1　牙槽骨炎

牙槽骨炎，俗称干槽症，是拔牙窝内未形成稳定的纤维蛋白血凝块，导致牙槽窝空虚暴露在口腔环境中发生的。典型症状是拔牙术后48小时疼痛加剧，同时伴有口腔异味和其他不适。牙槽骨炎本身并不是一种感染，因此并不会出现波动感、前庭沟肿胀、流脓或面部脓肿等感染症状。

牙槽骨炎更常见于女性患者，通常发生在下颌磨牙拔除术，与口服避孕药、口腔卫生差和吸烟有关。

应该向每名患者提前告知拔牙后发生干槽症的风险。总的来说，发生干槽症的风险约为5%，当伴有一个或多个危险因素时，风险更高。

牙槽骨炎的治疗包括使用镇痛药、氯己定漱口液含漱以及放置抗菌或镇痛敷料，例如Alvogyl软膏。Alvogyl是一种结合碘仿、丁香酚和氨基苯甲酸丁酯的纤维状不可吸收糊剂，具有镇痛和抗菌的功效，通常能立即缓解疼痛。拔牙窝内放置纤维状不可吸收敷料时应当在48小时内取出，如果一直留在拔牙窝内，敷料可能成为感染病灶。

在局部麻醉下，拔牙窝手术清创和冲洗是另一种合适的治疗牙槽骨炎的方法。可以清除任何碎片并促进新的血凝块形成。但是，可能会给本就不适的患者造成额外的痛苦，因此患者通常选择在短期内不进行手术干预。

9.5.2 急性面部脓肿

拔牙造成的口内伤口很容易发生感染。术后感染表现为炎症的主要症状：手术部位肿胀、发红、疼痛、发热，并伴有脓性分泌物。这类感染可能局限于小范围，也可能发展成危及生命的感染，累及头颈部的深部间隙，导致气道狭窄和牙关紧闭。

应该给拔牙术后患者提供完善的术后指导，指导患者在发生感染时应做什么，其中至少包括及时寻求口腔外科医生的紧急复查。

复诊时，应评估患者是否出现牙关紧闭、吞咽困难、咽痛、张口受限、潜在上呼吸道阻塞或全身感染的征象。应评估患者的饮食、进行临床检查以确定肿胀的程度。需要注意的重要征象是：口底肿胀程度、肿胀是否坚硬、肿胀是否跨越下颌骨边界，咽旁肿胀或悬雍垂偏向一侧以及感染扩散导致眶周蜂窝织炎。

应根据患者的临床体征和症状对术后发生感染的患者进行适当的治疗。伴有颊部和前庭肿胀的颊间隙感染，通常症状比较轻，可在局部麻醉下行口内切开和引流。涉及下颌下间隙或舌下间隙的感染往往比较严重，更有可能导致气道阻塞，一般需要住院，行口内、口外切开引流。放射检查有助于确定感染的原因。例如，患者可能由于牙根残留、死骨或异物（敷料或其他材料）而发生感染。

当面部肿胀形成脓肿时，应立即进行手术治疗。单独使用抗生素治疗急性面部脓肿是不合适的。脓肿的形成是感染的晚期表现，主要通过脓肿切开引流和冲洗脓腔来治疗。使用抗生素是面部蜂窝织炎的一种有效辅助治疗，但对已经成熟的封闭的脓肿没有效果。

严重感染伴发气道狭窄、发热或牙关紧闭需要紧急转诊至口腔颌面外科手术治疗。这些患者可能发展为涉及颈深部间隙或胸腔间隙的感染，需要切开气管，多次冲洗，并在重症监护室长时间护理。

急性面部感染可能提示颌骨骨髓炎的发生，涉及上颌骨或下颌骨的严重深部感染，通常发生在免疫力低下的患者。骨髓炎的早期症状与急性牙源性感染或术后感染相似，在疾病早期阶段难以区分。急性骨髓炎可导致骨膜下脓性分泌物的聚集，放射学上可见骨膜反应。涉及的皮肤和黏膜往往发红，触诊时疼痛剧烈，伴有多个口内和口外瘘管。当感染涉及下颌神经管时，骨髓炎也可能引起麻木。骨髓炎放射学的特点是虫蚀状，并有大片死骨形成。建议立即转诊至医院感染科。

9.5.3 术后出血

术后出血一般发生在拔牙后的前几天。与术中出血不同的是，这些患者往往在离开医院时假定出血已经得到充分控制。缓慢的术后出血可以导致大量出血。患者在家时不能监测，容易忽视隐匿性出血，因而在他们寻求医疗援助时可能错过了最佳治疗时机。

正常情况下，患者术后出血一般有两种形式：延迟性原发性出血和继发性出血。延迟性原发性出血一般发生于拔牙后数小时，由局部麻醉剂的血管收缩作用减弱引起。继发性出血发生于拔牙后数天，通常与感染导致的局部组织中炎症和血管舒张反应有关。

在对任何术后出血患者进行评估时，必须进行初步调查以评估其心血管状态和出血量。大出血可能导致血流动力学损害，需要转至当地医院进行救治。一旦患者的血流动力学情况稳定后，应进行局部止血（见第6章）。同时，应回顾患者的病史，以确定患者出血的原因。还需要检查患者有无软组织感染的征象，如果这是导致出血的原因，应当使用抗生素治疗。

止血后需要对患者进行24小时和1周后的密切随访，以确保出血得到控制，并适当处理确定的出血原因。

9.5.4　颞下颌关节紊乱（TMD）

TMD在普通人群中很常见，相当大比例的拔牙患者有TMD病史。这应记录在患者的病史中，全面的颞下颌关节检查也是术前检查的一部分，包括最大张口度、关节杂音、活动度、闭锁和疼痛。拔牙术后发展出新的TMD疾病是不常见的，通常会有一些证据表明可能会导致亚临床颞下颌关节疾病的发生。

TMD患者在拔牙后病情可能会加重。这主要是由于在下颌拔牙时关节和咀嚼肌受力，但也可能与在上颌拔牙时张口时间过长有关。高效、安全的手术可以降低TMD发生的风险。适当、有效地使用力量，尽早决定使用外科拔牙术和在较长时间的手术过程中注意及时休息可以减少对颞下颌关节不必要的压力。

拔牙后出现TMD症状的患者对这种综合征的发生感到担忧是可以理解的。应进行全面的评估和诊断，以排除TMD症状发生的其他原因。如果患者的症状是由术中创伤或长时间操作引起的，一般预后良好，术后3个月就可以恢复至基线水平。应提供一些保守治疗的建议（包括关节休息、物理治疗和抗炎药物治疗），并定期随访以评估临床状况的改善。很少情况下，患者可能需要口腔医学专家或口腔颌面外科医生进行专业诊疗，必要时及时转诊。

9.5.5　肉芽肿性牙龈瘤

拔牙窝的正常愈合包括拔牙窝内肉芽组织形成，并逐渐被骨和牙龈软组织取代。这种正常的愈合过程可能会因为增生性肉芽组织的过度生长而复杂化，这些肉芽组织增生超出拔牙窝、突入口腔并表现出牙龈瘤的外观（图9.1）。这通常是由拔牙后清创不充分、牙槽窝内残留的牙齿碎片或松动的牙槽间隔引起的异物反应。偶尔，止血材料或用于牙槽骨炎的材料也可能引起这种反应。

肉芽肿性牙龈瘤在临床上与牙槽内鳞状细胞癌或其他颌骨巨细胞病变难以区分。因此，这些增生组织需要立即进行活检以获取正式的组织病理学诊断。同时，对牙槽窝进行刮除和清创，通常就足以治疗肉芽肿性牙龈瘤且促进正常愈合。

9.5.6 神经损伤

拔除下颌牙存在导致三叉神经下颌分支医源性损伤的风险，特别是下牙槽神经，还有它的末端分支颏神经和舌神经。这些神经与下颌骨和下颌牙列有密切的解剖关系，支配它们的感觉。神经损伤通常是由拔牙过程中的直接术中创伤造成的，也有极小可能是由局部麻醉注射引起的。

神经损伤的发生率通常被认为是相当低的。这些损伤大多数是暂时性的感觉异常，通常几周或几个月后就能有所改善。永久性的感觉异常较少见，其发生率低于1%。一种更不利但很少发生的情况是感觉障碍，即神经支配区域出现疼痛或不适感。注意，文献中报道的神经损伤率变化很大，其统计的神经损伤率并不代表单个医生操作过程中神经损伤的概率。因为这些数据并未考虑到病例的难度、口腔外科医生的经验以及高风险病例的特定操作指南。

神经损伤一般可分为神经失用、轴索断裂或神经断裂。这种区分基于受伤的程

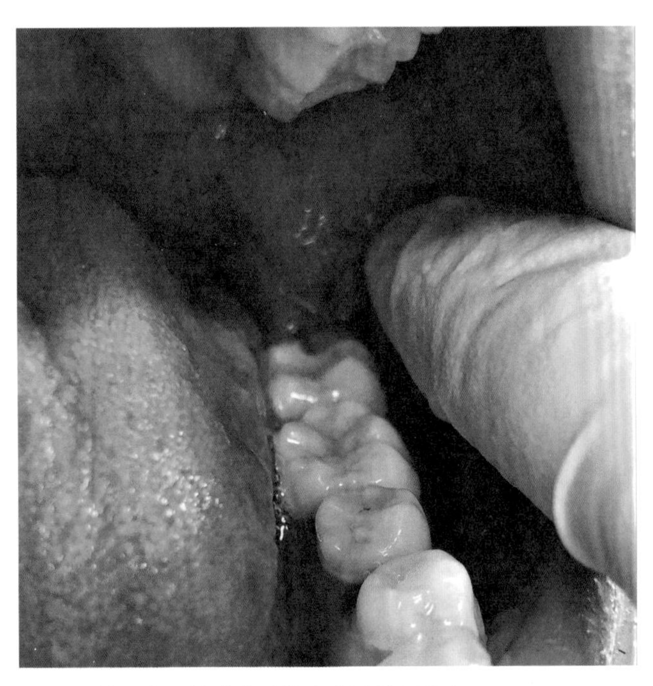

图9.1 第三磨牙拔除术后的肉芽肿性牙龈瘤。

度，并且根据程度提示恢复的可能性。

- **神经失用**是指神经鞘受到创伤但没有轴索损伤。这是最轻微的损伤，通常是轻微的压迫或牵拉。其结果是部分或完全传导阻滞，表现为神经分布区域的感觉异常。神经失用预后良好，损伤后3个月内神经功能可完全恢复。
- **轴索断裂**是指神经鞘发生更严重的损伤，伴有部分轴索破坏。其预后不可预测，可能只有部分神经功能可恢复，存在长时间的感觉障碍。神经功能的恢复可能需要几个月，甚至几年的时间。
- **神经断裂**是最严重的损伤形式，神经被完全切断，轴索失去连续性。这通常是由与锋利的外科器械接触而直接损伤神经，或无意的拉伸与撕裂所致。如果不进行手术修复，神经功能几乎无法恢复。此外，其可能伴发的华勒变性和神经断裂末端发生的神经瘤，使恢复变得更复杂，从而导致慢性神经痛。

评估舌神经和下牙槽神经功能是下颌牙拔除术后随访的常规内容。患者通常会主动提出感觉异常，因为这种异常对生活质量有显著影响。如果怀疑或确定有神经损伤的临床指征，应当用客观、可重复的评估方式来评估其严重程度。这将作为一个基线，在确定改善或变化时可以与未来的评估进行比较。最简单的评估方法之一是绘制神经分布图，使用预先确定的解剖标志，以1～10的等级评估感觉异常的程度（图9.2）。味觉敏锐度的改变也应当被记录。

取得基线测量值后，应在4周后复查，重新绘制神经分布图。神经功能的早期明显改善是神经功能完全恢复的良好迹象。如果3个月后依然没有改善，或只有轻微改善，或整个神经分布区域基线评分都评估为0分，则应请口腔颌面外科专家会诊，进一步评估和考虑神经修复手术。

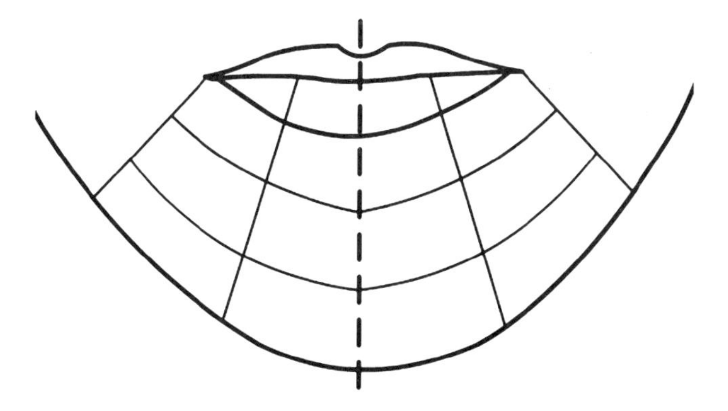

图9.2　用于确定和随访下牙槽神经损伤范围的神经分布图。

附录A
特殊病例：常见外科拔牙术指征
Special Cases: Common Indications for Surgical Extraction

A.1 孤立的上颌第一磨牙

孤立的上颌第一磨牙是比较难拔除的牙齿之一。这在老年人中很常见，第一磨牙是牙弓中存在时间最长的牙齿。随着年龄的增长，牙周膜间隙减小。此外，牙根可能分叉较大，根分叉可能紧贴气化的上颌窦。在这些情况下使用简单拔牙术拔除上颌第一磨牙是不明智的，因为可能导致较大的口腔上颌窦交通。应尽早采用外科拔牙术分牙并拔除牙根。

牙槽嵴顶切口附加近远中切口切开，翻起黏骨膜瓣，显露牙冠的颊侧骨面。去骨应到达釉牙骨质界，但不要过多去骨。分牙去除牙冠，显露牙髓腔和牙根的解剖结构，然后分根。因为接近上颌窦黏膜，注意不要磨太深超过根分叉。一旦分开，腭根、近中颊根、远中颊根都可以使用小的直挺取出。在缝合创口前，必须检查是否存在上颌窦瘘，并在必要时及时进行处理。

A.2 腭侧阻生上颌尖牙

腭侧阻生上颌尖牙拔除术是一种复杂的牙槽外科手术。青少年或年轻成年患者在正畸治疗时，或者老年患者存在相关病变（例如邻牙牙根吸收或牙源性肿瘤）时需要拔除上颌尖牙。由于手术入路的限制需要翻起一个大的腭侧瓣，又紧邻周围的解剖结构（包括牙根、鼻窦、鼻旁窦），还需去除一定量的骨，因此腭侧阻生上颌尖牙的拔除具有独特的挑战。

拔除腭侧阻生上颌尖牙可能发生一些严重的并发症。腭侧去骨过多可能导致口鼻交通或口腔上颌窦交通，发展成慢性功能问题，需要进行复杂的手术修复。因此，了解上颌尖牙的三维位置是十分必要的。相邻牙齿的牙周膜或根尖受损可能导致牙齿粘

Principles of Dentoalveolar Extractions, First Edition. Seth Delpachitra, Anton Sklavos and Ricky Kumar.

Companion website: www.wiley.com/go/delpachitradentoalveolarextractions

连或失去牙髓活力。如果不能正确挺松或取出牙根，可能导致牙根移动至鼻窦或鼻旁窦，需要进行紧急手术。

制订拔除上颌阻生尖牙术前计划是非常必要的。使用锥形束CT（CBCT）可以很好地获取周围结构的定位和可视化，指导口腔外科医生在拔牙时确定牙齿的位置和牙根的方向。咬合平片结合根尖片一直以来被用于定位，但在CBCT变得普遍、放射剂量低且价格低廉的时代，咬合平片已经被CBCT所取代。

整个腭部的深度局部麻醉对于这种难度较高的手术是必不可少的，考虑到手术入路和麻醉的难度，口腔外科医生通常选择全身麻醉。双侧腭大孔阻滞加上上颌尖牙区颊侧浸润麻醉，可避免患者感到不适并对手术耐受。

手术应从同侧第一磨牙向对侧尖牙区翻瓣开始。充分显露到达尖牙牙冠周围骨面的手术入路是十分重要的。坚固的角化腭黏膜很容易在骨膜下翻起。应注意避免损伤位于上颌切牙间中线后方5mm处的鼻腭神经。

常规方式去除表面骨质，显露牙冠至釉牙骨质界。在上颌尖牙完全骨埋伏和不可见的情况下，应非常小心地磨除预测牙冠位置表面的骨质。

一旦牙冠显露，先分牙去除牙冠。牙冠去除后显露长单根。剩下的牙根可以轴向切开，分块取出。

清理完牙槽窝和完成止血后，复位腭侧和颊侧龈乳头，完成缝合。

A.3　球状牙根

球状牙根是牙槽外科的一项独特挑战。牙骨质增生是额外的牙骨质沿着孤立牙齿的牙根沉积过程，导致根尖区域牙根比牙冠更宽。在传统的拔除术中，牙根通常是圆锥形的，沿着标准的脱位方向即可拔除，然而球状牙根拔除术与传统拔除术不同。但是拔牙的一般原则仍然适用，即应计划一个清晰的脱位方向，并制造出牙根或分根后足够的脱位空间。通常情况下，如果考虑为将来的种植体保存牙槽突，将牙齿最宽部分的骨去除并不是一个可行或明智的选择。然而，如果轴向分牙很困难，仍然需要去骨。

麻醉后应适当翻瓣，显露被拔牙的牙槽骨，提供足够的手术入路。充分去除牙齿表面的牙槽骨超过釉牙骨质界以显露部分牙根。应尽早去除牙冠，以便显露釉牙骨质界处的球形牙根。

一旦去除牙冠，就应当决定是尝试轴向分根还是去除更多牙槽骨。最理想的状况是，术前根据最厚部分的垂直位置来决定。但是，牙骨质增生模式和临床表现巨大变异可能会导致术中改变手术入路。可能需要结合多种手术方法来拔除牙齿。

如果在较低的位置发生牙根折断，且高于牙骨质增生区，则需要一个大的颊侧骨窗来拔除整颗牙齿。如果需要去除大量的骨，应仔细考虑牙槽骨的长期健康状况，因为这可能影响未来的牙体修复。

A.4 牙根形态异常的牙齿

虽然在大多数情况下牙根的情况是可以预测的，但有时牙根的数量和解剖结构可能会偏离预期。例如：

- **异常多根牙**。最常见，尖牙有2个根。
- **牙根角度变异**。牙根方向突然改变。
- **牛牙症**。根分叉向根尖移位。

牙根形态异常在临床上并不是一定能察觉到的，需要在拔牙前进行仔细的放射学检查，并制订手术计划。特别是在拔除折裂牙时，未能检测到牙根形态异常，可能导致术中折裂处牙根折断，使取出碎片极其困难。牙根形态异常的牙齿的拔除通常需要外科拔牙术，包括翻瓣、分牙和大量去骨。进行这些操作前需要向患者告知情况，并取得患者知情同意。

成功地完全拔除牙根形态异常的牙齿的关键是确定每个单独牙根的脱位方向。具有明显分开的多个牙根的尖牙应该像前磨牙一样处理。每个牙根都应该有单独的脱位路径，同时每颗牙齿都应该被分成多个单独的牙根脱位。同样的，表现为牛牙症的牙齿应当尽可能接近根分叉分牙，而这需要一个很大的骨沟以便显露牙根的根尖部分。

即使是单根牙的弯曲牙，由于牙根方向偏离预想且没有一个明确的脱位路径，拔除此类牙齿也是特别困难的。尽管经常需要去除牙冠以显露牙根和去除干扰，但对于弯曲牙分牙是不建议的，因为保持一个支点对于扩大牙槽窝和挺松牙根是必不可少的。对于有角度变化的牙根，通常可以在可控范围内大量去骨，创造出直线的脱位路径。这样牙根可以沿着创造出的弧度被轻轻挺出。

A.5 广泛龋坏的牙齿

根面龋或大面积龋坏可能是即刻外科拔牙术的指征。有效使用牙挺和牙钳需要牙齿和牙槽骨之间存在稳定的支点。牙齿龋坏显著增加了牙冠折裂，器械滑脱，对相邻牙齿施加不适当、不受控制的力的风险。

在许多情况下，施加力困难都是由于无法看到牙齿和牙槽骨之间的牙周膜间隙。可能需要简单翻瓣来确定微创拔牙刀的支点。翻瓣后如果发现龋坏过于接近牙槽骨，去骨可以显露健康的牙本质，同时也为牙挺创造支点。多根牙应当及时分牙，以便使每个牙根沿自身牙轴方向脱位。

A.6 滞留乳磨牙

滞留乳磨牙拔除术看似简单，但有时也具有挑战性。滞留乳磨牙通常是由于缺失对应的恒牙而滞留的。当恒牙列长入口腔，乳牙牙根粘连导致乳牙位于咬合平面以下。通常，乳牙被紧紧地卡在两颗相邻的牙齿外形高点之间，不能应用牙钳和常规的拔牙方法。此外，乳牙的牙根较薄且相对脆弱，通常与牙槽骨紧密粘连，如果冠折导致不能完整拔除牙根，可能还需要大量去骨。在计划后续种植修复时，要尽量避免这种情况。因为患者要求拔除滞留乳磨牙时，一般都是为了方便种植体的植入。

拔除滞留乳磨牙应从翻起较大的黏骨膜瓣开始，以便观察牙齿的骨界面和根分叉位置。此时不建议去除颊侧骨板，而是在牙槽窝内用裂钻沿预计的根分叉深度分牙。可以将Coupland牙挺放置在牙齿近中和远中部分之间，非常轻柔地将牙齿分开。在这个阶段，注意不要对牙冠加力过大，以防引起根折。

一旦牙齿的近中和远中部分可以独立有动度，牙挺就可以放置在牙齿近中部分或远中部分的近中区域，轻柔地挺松冠根复合体。最后，用根钳将每一半从牙槽窝中取出。

附录B
乳牙拔除术
Extraction of Deciduous Teeth

与成人患者相比，儿童患者也存在一些独特的挑战。然而，从根本上来说，儿童患者拔牙原则和技术与成人患者相似。应根据病史、检查和调查来判断拔牙的适应证。任何操作都必须考虑患者及其总体牙科治疗计划。患者的年龄和牙齿的发育阶段都可能影响乳牙拔牙位点的管理，因为它们相对应的恒牙会萌出到该空间。

B.1 儿童患者拔牙原则

B.1.1 病史采集和检查

在为儿童患者拔牙前，必须向儿童患者及其家属询问病史。患者的年龄、社会心理和认知发展阶段对于采取拔牙治疗方式有重要影响，包括一次可以完成多少治疗，必须进行哪种行为和药物行为管理。特别是，患者在初次评估时的行为将指导口腔外科医生判断是否可以在局部麻醉下轻松拔牙，或者是否需要其他镇静方式（例如相对镇痛、全身麻醉）。应根据患者的心理行为发展阶段使用相应的沟通和行为管理方式。应当全面检查患者的口腔，充分考虑除拔牙外是否还需要其他治疗。所需治疗较多时，建议进行全身麻醉，而不是多次复诊，多次复诊可能降低患者对牙科治疗的接受程度。

B.1.2 放射学评估

临床上提示需要拔除的乳牙必须进行与成人牙齿一样的放射学评估。对于儿童患者，拔牙前的根尖片或全景片就足以检查牙根形态和牙冠的完整性。由于全景片拍摄的行为要求，5岁以下的儿童患者可能不适合进行全景片的检查，但它可以用于检查整个牙列和牙齿的发育阶段。

Principles of Dentoalveolar Extractions, First Edition. Seth Delpachitra, Anton Sklavos and Ricky Kumar.

Companion website: www.wiley.com/go/delpachitradentoalveolarextractions

B.1.3 知情同意

在许多国家，未成年患者的治疗需要父母或法定监护人同意。这应该包括各方面的知情同意，包括解释手术方法、适应证、风险、益处以及替代方案。未成年患者可被视为“具有决策能力的个体”，也就是说，能够充分理解所提供的治疗及其伴随的风险和预期结果。口腔外科医生必须熟悉有关未成年人医疗的法律、法规以及相关知情同意程序。

B.1.4 局部麻醉

在儿童患者拔牙中，局部麻醉用于控制拔牙术中疼痛，同时也是消除对牙科治疗外部反应或患者抗拒的重要行为矫正策略。儿童患者使用局部麻醉的策略与成人患者明显不同：

- **剂量**。与成人患者相比，相对较低的体重对应相对较低的麻醉药物总剂量。虽然儿童患者和成人患者每千克体重的剂量保持不变，但任何给定浓度的麻醉药物的绝对剂量要低很多。
- **麻醉药物持续时间**。不推荐给儿童患者使用长效局部麻醉剂。局部麻醉之后不受控制的咬唇会导致严重的软组织损伤，常见于长效药物（例如布比卡因）使用后。因此，儿童患者应仅使用利多卡因等短效药物，以避免这一并发症。
- **麻醉技术**。由于儿童患者上颌骨和下颌骨骨质多孔性，颊侧和舌腭侧的局部浸润麻醉就足以使6岁以下的乳牙拔除患者获得足够的麻醉。对于超过这一年龄的患者，拔除下颌牙时可能需要使用下牙槽神经阻滞麻醉。

B.1.5 镇静的使用

除了局部麻醉外，还有一系列麻醉干预措施可用来提高儿童患者对牙科手术的耐受性。相对镇静是通过鼻罩使用一氧化二氮，通常在牙科诊所环境中可用，是一种安全的方法，在不丧失意识或咽反射的情况下使患者获得舒适感。也可以使用口服镇静、静脉镇静和全身麻醉，这取决于所需的行为矫正程度和治疗的复杂性。然而，进一步讨论镇静的优点、适应证和技术已经超出了本书的范围，应该由经过一定培训的人员在对于并发症有充分准备的环境下提供这些服务。

B.1.6 乳牙拔除术

乳牙拔除术与成人牙齿拔除术不同：

- 一般情况下，破坏牙周膜所需的力量较小。
- 牙挺或牙钳使用不当有可能造成邻牙脱位或松动。
- 儿童骨质比成人骨质更有弹性，牙槽窝更容易被扩大。

表B.1 乳牙拔除后的间隙维持

带环丝圈式间隙保持器
远中导板间隙保持器
舌弓式间隙保持器
腭弓式间隙保持器
Nance弓间隙保持器
活动间隙保持器
固定间隙保持器

- 根的解剖结构更容易预测（切牙和尖牙牙根为直的圆锥形，乳磨牙有近中根和远中根）。
- 乳牙根较薄，更有可能发生牙根折裂。
- 拔取断根可能会对正在发育的恒牙的牙冠和牙囊造成损害。
- 低于咬合平面或粘连的成人滞留乳牙，由于细小的牙根与牙槽骨融合，通常需要外科拔牙术。

B.1.7 拔牙后的结果

乳牙拔除通常发生在牙齿已达到脱落的适当时机。乳牙过早脱落可能会有一些潜在的负面结果，包括牙弓不对称、牙弓长度缩短、恒牙异位萌出和中线偏斜。必须与儿科牙医共同制订一项明确的拔牙后间隙维护计划，以促进牙齿持续、正常的发育和避免并发症的发生（表B.1）。

- 前牙（切牙和尖牙）的过早脱落会由于其他前牙的侧向移位而导致间隙丧失，使中线偏斜。乳尖牙被拔除或过早脱落是最明显的。只要乳尖牙完全萌出，乳切牙的拔除不会导致间隙丧失的发生。
- 乳后牙过早脱落会导致乳尖牙和乳切牙向远中移动，以及第一恒磨牙向近中萌出。如果第一恒磨牙没有完全萌出，这种间隙丧失是最严重的，且往往是在上颌比下颌更严重。

B.2 儿童患者拔牙技术

B.2.1 乳切牙和乳尖牙

（1）**难度评估**。乳切牙和乳尖牙都是直根。这类牙齿很少需要使用外科拔牙术。恒牙萌出引起的牙根吸收，使拔除乳切牙和乳尖牙所需要的力更小。

（2）**签署知情同意书**。牙拔除术的一般风险都适用。对恒牙的损害一直是乳牙拔除的风险，必须被明确写进知情同意书中。间隙保持计划应写进知情同意书中。

（3）**基本器械**。乳牙上颌直钳可用于上颌切牙和尖牙，乳牙下颌通用钳用于下颌。放置牙钳之前，应该使用直挺来扩大间隙。

（4）**最终确认**。必须在X线片上确认牙齿的编号和位置。

（5）**局部麻醉**。颊侧前庭浸润麻醉和局部腭侧（上颌牙）或舌侧（下颌牙）浸润麻醉能为软组织和牙周膜提供足够的麻醉。

（6）**手术体位**。患者应该平躺，头部和枕部稍高。

（7）**挺松**。在牙周膜的近中和远中区域使用直挺。采取轮轴运动，轻轻扩大牙周膜间隙，直到牙齿有少量的活动。注意，只在牙齿和牙槽骨之间使用牙挺，而不是在相邻的牙齿之间使用牙挺。非优势手的拇指和其他手指应该用于支撑拔牙牙槽骨，只对牙槽骨施力，防止器械滑脱。

（8）**脱位**。将直钳的钳喙贴在牙齿的釉牙骨质界。首先，使用根尖向压力将钳喙滑向尽可能深的根部。然后，使用快速、小幅度的顺时针-逆时针旋转运动来继续撕裂牙周膜。最后，将牙冠的颊部朝中线旋转脱位。

（9）**评估**。评估牙根，确保已将其完全拔除。检查牙槽窝有无出血、牙槽骨骨折或软组织损伤，并进行适当处理。应避免搔刮牙槽窝，因为恒牙可能会受到损伤。

B.2.2 乳磨牙

（1）**难度评估**。上颌乳磨牙和下颌乳磨牙都有一个近中根和一个远中根。根据牙齿发育阶段的不同，由于恒牙的萌出，牙根可能会有明显的吸收。这可能会增加拔牙过程中牙根折裂的风险。一般来说，牙根折裂在乳磨牙拔除过程中是十分常见的。

（2）**签署知情同意书**。牙拔除术的一般风险都适用。对恒牙的损害一直是乳牙拔除的风险，必须被明确写进知情同意书中。间隙保持计划应写进知情同意书中。

（3）**基本器械**。上颌乳磨牙钳被用来拔上颌乳磨牙，下颌乳磨牙钳被用来拔下颌乳磨牙。成人患者用的恒牙牙钳不推荐用于儿童患者，因为钳喙不适用于乳牙，增加了牙根和牙冠折裂的风险。在使用牙钳之前，先用直挺扩大牙周膜。

（4）**最终确认**。必须在X线片上确认牙齿的编号和位置。

（5）**局部麻醉**。颊侧和腭侧的局部浸润麻醉对于上颌牙拔除术是足够的。对于4岁及以下的患者，拔除下颌磨牙时，颊舌侧的局部浸润麻醉是足够的。对于4岁以上的患者，拔除下颌磨牙时，应采用下牙槽神经阻滞与局部颊侧浸润麻醉相结合的方式。

（6）**手术体位**。患者应该平躺，头部和枕部稍高。

（7）**挺松**。在牙周膜的近中和远中区域使用直挺。采取轮轴运动，轻轻扩大牙周膜间隙，直到牙齿有少量的活动。注意，只在牙齿和牙槽骨之间使用牙挺，而不是在相邻的牙齿之间使用牙挺。非优势手的拇指和其他手指应该用于支撑拔牙牙槽骨，只对牙槽骨施力，防止器械滑脱。

（8）**脱位**。将钳喙贴在牙齿的釉牙骨质界。首先，使用根尖向压力将钳喙滑向尽可能深的根部。然后，采取缓慢而持续的颊舌运动，以颊部力量为主，继续扩大牙槽窝。在这个阶段，常发生牙根折断。最后，牙齿以一个大的颊向移动脱位。

（9）**评估**。评估牙根，确保已将其完全拔除。残存的牙根碎片可能松脱在牙槽窝中，可以用牙挺取出。检查牙槽窝有无出血、牙槽骨骨折或软组织损伤，并进行适当处理。

参考文献
Bibliography

[1] Abuabara, A., Cortez, A.L.V., Passeri, L.A. et al. (2006). Evaluation of different treatments for oroantral/oronasal communications: experience of 112 cases. International Journal of Oral and Maxillofacial Surgery 35 (2): 155–158.

[2] Brockmann, W. and Badr, M. (2010). Chronic kidney disease: pharmacological considerations for the dentist. Journal of the American Dental Association 141 (11): 1330–1339.

[3] Douketis, J.D. (2010). Pharmacologic properties of the new oral anticoagulants: a clinician-oriented review with a focus on perioperative management. Current Pharmaceutical Design 16 (31): 3436–3441..

[4] Daly, C.G., Currie, B.J., Jeyasingham, M.S. et al. (2008). A change of heart: the new infective endocarditis prophylaxis guidelines. Australian Dental Journal 53 (3): 196–200.

[5] Friedlander, A.H., Chang, T.I., Hazboun, R.C., and Garrett, N.R. (2015). High C-terminal cross-linking telopeptide levels are associated with a minimal risk of osteonecrosis of the jaws in patients taking oral bisphosphonates and having exodontia. Journal of Oral and Maxillofacial Surgery 73 (9): 1735–1740.

[6] Huang, G.J. and Rue, T.C. (2006). Third-molar extraction as a risk factor for temporomandibular disorder. Journal of the American Dental Association 137 (11): 1547–1554.

[7] Lababidi, E., Breik, O., Savage, J. et al. (2018). Assessing an oral surgery specific protocol for patients on direct oral anticoagulants: a retrospective controlled cohort study. International Journal of Oral and Maxillofacial Surgery 47 (7): 940–946.

[8] Miller, C.S., Little, J.W., and Falace, D.A. (2001). Supplemental corticosteroids for dental patients with adrenal insufficiency: reconsideration of the problem. Journal of the American Dental Association 132 (11): 1570–1579.

[9] Moore, P.A. and Hersh, E.V. (2013). Combining ibuprofen and acetaminophen for acute pain management after third-molar extractions: translating clinical research to dental practice. Journal of the American Dental Association 144 (8): 898–908.

[10] Nabil, S. and Samman, N. (2011). Incidence and prevention of osteoradionecrosis after dental extraction in irradiated patients: a systematic review. International Journal of Oral and Maxillofacial Surgery 40 (3): 229–243.

[11] Nabil, S. and Samman, N. (2012). Risk factors for osteoradionecrosis after head and neck radiation: a systematic review. Oral Surgery, Oral Medicine, Oral Pathology, and Oral Radiology 113 (1): 54–69.

Principles of Dentoalveolar Extractions, First Edition. Seth Delpachitra, Anton Sklavos and Ricky Kumar.

Companion website: www.wiley.com/go/delpachitradentoalveolarextractions

[12] Nguyen, E., Grubor, D., and Chandu, A. (2014). Risk factors for permanent injury of inferior alveolar and lingual nerves during third molar surgery. Journal of Oral and Maxillofacial Surgery 72 (12): 2394–2401.
[13] Nunn, M.E. (2009). Essential dental treatment (EDT) in pregnant women during the second trimester is not associated with an increased risk of serious adverse pregnancy outcomes or medical events. Journal of Evidence-Based Dental Practice 9 (2): 91–92.
[14] Perry, D.J., Noakes, T.J.C., and Helliwell, P.S. (2007). Guidelines for the management of patients on oral anticoagulants requiring dental surgery. British Dental Journal 203 (7): 389–393.
[15] Pogrel, M.A. (2012). What are the risks of operative intervention? Journal of Oral and Maxillofacial Surgery 70 (9): S33–S36.
[16] Pototski, M. and Amenábar, J.M. (2007). Dental management of patients receiving anticoagulation or antiplatelet treatment. Journal of Oral Science 49 (4): 253–258.
[17] Reed, K.L., Malamed, S.F., and Fonner, A.M. (2012). Local anesthesia part 2: technical considerations. Anesthesia Progress 59 (3): 127–137.
[18] Renton, T., Smeeton, N., and McGurk, M. (2001). Factors predictive of difficulty of mandibular third molar surgery. British Dental Journal 190 (11): 607–610.
[19] Rood, J.P. and Shehab, B.N. (1990). The radiological prediction of inferior alveolar nerve injury during third molar surgery. British Journal of Oral and Maxillofacial Surgery 28 (1): 20–25.
[20] Ruggiero, S.L., Dodson, T.B., Fantasia, J. et al. (2014). American Association of Oral and Maxillofacial Surgeons position paper on medication-related osteonecrosis of the jaw – 2014 update. Journal of Oral and Maxillofacial Surgery 72 (10): 1938–1956.
[21] Seddon, H.J. (1942). A classification of nerve injuries. British Medical Journal 2 (4260): 237–239.
[22] Sklavos, A., Beteramia, D., Delpachitra, S.N., and Kumar, R. (2019). The panoramic dental radiograph for emergency physicians. Emergency Medicine Journal 36 (9): 565–571.
[23] Syrjänen, S.M. and Syrjänen, K.J. (1979). Influence of Alvogyl on the healing of extraction wound in man. International Journal of Oral Surgery 8 (1): 22–30.